Noman Ul Haq
Gullab Khan Kakar
Aqeel Nasim

Regulamentação dos medicamentos no Paquistão; perceção dos farmacêuticos reguladores

Noman Ul Haq
Gullab Khan Kakar
Aqeel Nasim

Regulamentação dos medicamentos no Paquistão; perceção dos farmacêuticos reguladores

ScienciaScripts

Imprint

Any brand names and product names mentioned in this book are subject to trademark, brand or patent protection and are trademarks or registered trademarks of their respective holders. The use of brand names, product names, common names, trade names, product descriptions etc. even without a particular marking in this work is in no way to be construed to mean that such names may be regarded as unrestricted in respect of trademark and brand protection legislation and could thus be used by anyone.

Cover image: www.ingimage.com

This book is a translation from the original published under ISBN 978-613-4-93532-6.

Publisher:
Sciencia Scripts
is a trademark of
Dodo Books Indian Ocean Ltd. and OmniScriptum S.R.L publishing group

120 High Road, East Finchley, London, N2 9ED, United Kingdom
Str. Armeneasca 28/1, office 1, Chisinau MD-2012, Republic of Moldova, Europe
Printed at: see last page
ISBN: 978-620-8-09960-2

ÍNDICE DE CONTEÚDO

RESUMO

O estudo teve como objetivo explorar os conhecimentos e a perceção dos farmacêuticos reguladores relativamente à regulamentação dos medicamentos no Paquistão,

Foi realizada uma abordagem de estudo de método misto para avaliar os conhecimentos e a perceção dos farmacêuticos reguladores relativamente à regulamentação dos medicamentos no Paquistão de novembro a junho de 2016. O estudo foi realizado nas principais cidades do Paquistão onde os farmacêuticos reguladores estavam a praticar. Para a abordagem quantitativa, a ferramenta de estudo incluiu dados demográficos e seis domínios principais, incluindo: alteração da regulamentação existente em matéria de medicamentos, falhas processuais e atrasos, falta de conhecimentos e formação, falta de orçamento e outras instalações, influência política e questões de segurança, má comunicação e administração entre diferentes organismos. Para o estudo qualitativo, foram realizadas entrevistas semi-estruturadas utilizando guias de entrevistas aprofundadas para recolher dados até se atingir o ponto de saturação. Os farmacêuticos foram recrutados através de contactos pessoais e da técnica de amostragem em bola de neve. Os participantes reconhecidos foram contactados pessoalmente ou por telefone para marcar as entrevistas. Foi obtido o consentimento escrito dos participantes antes da entrevista. Todas as análises foram efectuadas utilizando o SPSSv20. Os resultados do estudo qualitativo foram apresentados por temas.

Os resultados mostraram que a maioria dos inquiridos 155 (57,2%) tinha idades compreendidas entre 32 e 41 anos. A maioria dos inquiridos 185 (68,3%) era do sexo masculino. A maioria dos inquiridos era do sexo masculino. A maioria 123 (45,4%) dos inquiridos eram inspectores de medicamentos. A maioria dos inquiridos, 148 (54,6%), discordava de que a lei Drug 1976 é completa e abrangente para a regulamentação dos medicamentos no Paquistão e dá ao governo provincial a possibilidade de elaborar regras relativas à regulamentação dos medicamentos. A maioria dos inquiridos, 119 (43,9%), discordava de que a lei/regulamentação relativa aos medicamentos prevê um procedimento adequado para todas as actividades de regulamentação. Enquanto 95 (35,1%) discordavam de que a aprendizagem académica fornece conhecimentos adequados ao farmacêutico regulador durante o estudo. A maioria dos farmacêuticos, 145 (53,5%), concordou que tem problemas de segurança, especialmente quando vai visitar/inspecionar diferentes áreas. A maioria dos 134 (49,4%) inquiridos concordou que precisa de segurança para desempenhar as suas funções. A maioria dos inquiridos 138 (50,9%) discordou que a informação apresentada por uma autoridade não é divulgada a outra.

O estudo concluiu que o estudo sugeria que os farmacêuticos reguladores no Paquistão tinham percepções mistas em relação à regulamentação dos medicamentos. Os resultados também revelam que os farmacêuticos reguladores continuam a ter dúvidas sobre determinadas secções/subsecções da legislação em matéria de medicamentos. É mais do que tempo de os decisores políticos e os farmacêuticos reguladores se reunirem para chegarem a um consenso mútuo sobre as discrepâncias existentes na atual lei do medicamento.

CAPÍTULO 1: INTRODUÇÃO

1.1 INTRODUÇÃO

[th] A regulamentação dos produtos farmacêuticos e dos medicamentos foi alargada desde o início do século XX. As leis de regulamentação e de medicamentos foram sendo reconhecidas num número cada vez maior de países em todo o mundo. Os países que têm uma organização reguladora estão a tentar harmonizar-se com essa organização:

(Filipe, 2010)

As Boas Práticas de Fabrico (BPF) foram adoptadas desde os tempos antigos. O Código de Nuremberga de 1947 sobre as experiências médicas permitidas (S Philip, 2010), este regulamento forneceu o princípio básico para a realização de experiências médicas em seres humanos, seguido da afirmação de Helsínquia de 1964 (Y Touitou, 2004), da declaração de Belmont dos Estados Unidos da América de 1978 e da Organização Mundial de Saúde, das Boas Práticas Clínicas (BPC) (1995) (Organização, 1995) e da Conferência Internacional sobre Harmonização (ICH) BPC de 1996. Em 1963 e 1972, esse regulamento foi revisto pelas BPF do Reino Unido e dos EUA (Gajic, 2004).

Atualmente, diferentes países englobam diferentes requisitos e procedimentos das agências reguladoras para a aprovação de novos medicamentos e, para criar uma política reguladora adequada, é necessário ter um conhecimento exato e completo dos seus requisitos reguladores para o pedido de autorização de introdução no mercado (MAA) (Herrmann, 2011).

No Paquistão, as indústrias farmacêuticas produzem todas as principais formas de dosagem farmacêutica; a maior parte das matérias-primas é importada e algumas são fabricadas localmente. Embora a despesa total com os medicamentos não seja enorme, a acessibilidade dos medicamentos seguros e eficazes continua a ser um problema grave (W Kaplan, 2005).

No Paquistão, a Autoridade Reguladora dos Medicamentos do Paquistão (DRAP) foi reconhecida ao abrigo da Lei (DRAP) de 2012 para assegurar a aplicação da Lei dos Medicamentos de 1976 e uma coordenação eficaz. E também harmonizou a terapêutica boa no comércio e comércio interprovincial. Considerando que o seu regulamento prevê o fabrico, exportação, importação, armazenamento, venda e distribuição de produtos terapêuticos / farmacêuticos. A autoridade reguladora dos medicamentos do Paquistão (DRAP) é constituída por um diretor executivo (CEO) e treze (13) diretores de diferentes divisões (governo do Paquistão, 2012).

Para garantir a disponibilidade de medicamentos de qualidade, os farmacêuticos reguladores no Paquistão são nomeados para diferentes funções:

Farmacêuticos reguladores a nível federal do Paquistão: A DRAP está sob a supervisão dos assuntos federais e é responsável pelo tratamento de questões e pela supervisão dos farmacêuticos reguladores provinciais em todo o país. A autoridade reguladora dos medicamentos do Paquistão inclui treze divisões diferentes, ou seja, a Divisão de Avaliação e Registo Farmacêutico, a Divisão de Garantia da Qualidade e Ensaios Laboratoriais, a Divisão de Dispositivos Médicos e Cosméticos Medicinais, a Divisão de Medicamentos Biológicos, a Divisão de Medicamentos Controlados, a Divisão de Serviços Farmacêuticos, a Divisão de Licenciamento de Medicamentos, a Divisão de Produtos de Saúde e de Venda Livre, a Divisão de Custos e Preços, a Divisão de Orçamento e Contas, a Divisão de Administração, Recursos Humanos e Logística, a Divisão de Assuntos Jurídicos e a Divisão de Serviços de Informação de Gestão, todas elas controladas individualmente por sete diretores-adjuntos, nove diretores-adjuntos e treze diretores. O número total de farmacêuticos reguladores que exercem a sua atividade na Autoridade Reguladora dos Medicamentos do Paquistão é de 29 (Secretário, 2012).

1.2 Farmacêuticos reguladores a qualquer nível provincial do Paquistão:

A nível provincial, os farmacêuticos reguladores desempenham as suas funções nas seguintes divisões: Conselho Provincial de Controlo da Qualidade, Conselho Provincial de Licenciamento de Medicamentos e Comité Distrital de Licenciamento, Laboratórios Provinciais de Teste de Medicamentos, Tribunal Provincial de Medicamentos (H. S. S. Sindh, 2012).

1.3 Justificação do estudo:

O governo deve estabelecer agências reguladoras nacionais abrangentes/fortes para uma regulamentação eficaz do fabrico, comércio e utilização de medicamentos. Isto não é possível sem o conhecimento sólido do farmacêutico regulador relativamente aos regulamentos.

Não foi efectuado qualquer estudo para avaliar os conhecimentos e a perceção dos farmacêuticos reguladores relativamente à regulamentação dos medicamentos no Paquistão.

Como não houve nenhum estudo concebido para avaliar os conhecimentos dos farmacêuticos reguladores, bem como a sua perceção sobre a eficácia e as falhas da regulamentação atual no Paquistão

1.4 Importância:

O estudo avaliará o fornecimento de medicamentos seguros, eficazes e de qualidade, tal como descrito no regulamento relativo aos medicamentos do Paquistão; este objetivo só é alcançado quando o farmacêutico regulador possui um conhecimento sólido do regulamento.

Este estudo também se centrará na perceção do farmacêutico regulador, uma vez que é ele que recomenda a alteração dos regulamentos com base nas eventuais falhas do regulamento ou na sua perceção em relação a qualquer alteração.

O presente estudo irá avaliar o conhecimento e a perceção do farmacêutico regulador de medicamentos sobre as suas actividades, se asseguram a qualidade das instalações farmacêuticas licenciadas e as normas exigidas.

1.5 Objectivos:

1.5.1 Objetivo primário:

- Avaliar os conhecimentos e a perceção dos farmacêuticos reguladores relativamente à regulamentação dos medicamentos no Paquistão,

1.5.2 Objetivo secundário:

• Determinar se os farmacêuticos reguladores têm conhecimentos sobre a regulamentação do Paquistão em matéria de medicamentos.

• Identificar a perceção do farmacêutico regulador sobre os pontos fortes e fracos da regulamentação dos medicamentos,

CAPÍTULO 2: REVISÃO DA LITERATURA

2.1 Saúde:

A caraterização da saúde tem vindo a evoluir lentamente para uma melhor ao longo do tempo. Do ponto de vista biomédico, as definições de saúde centram-se no funcionamento do corpo. Mas, de tempos a tempos, o estado normal do corpo pode ser interrompido por uma doença e, ao longo da idade, a capacidade do corpo não pode funcionar normalmente. Neste estado, a integridade anatómica, fisiológica e psicológica do corpo pode ser disfuncional. A pessoa não tem capacidade para desempenhar bem a sua função na sociedade/comunidade. Não funciona corretamente. E, lentamente, está envolvido em stress social (wikipedia, 2016b).

Numa sociedade, a intensidade da saúde é a competência funcional ou metabólica de um organismo vivo. A função normal do corpo de se ajustar e autogerir o indivíduo ou a sociedade quando este enfrenta desafios físicos, mentais ou sociais (wikipedia, 2016a).

Em 1948, a Organização Mundial de Saúde (OMS) definiu a saúde como um estado de completo bem-estar físico, mental e social e não apenas a ausência de doença ou enfermidade" (wikipedia, 2016b).

Quando melhoramos a saúde, melhoramos a produtividade e a eficiência da força de trabalho. A saúde desempenha um papel fundamental para qualquer ser humano. Nestas condições, o crescimento económico acaba por aumentar. O governo deve investir mais do que o PIB no sector da saúde. Nesta perspetiva, o sector público paga todas as despesas de utilização dos serviços de saúde (Thirlwall, 2012).

2.2 Sistema de saúde:

As pessoas da sociedade caracterizam o sistema de cuidados de saúde e os recursos para fornecer os serviços de saúde relacionados com as necessidades, para atingir os objectivos da população. A avaliação dos sistemas é frequentemente feita através da sua capacidade de prestação, valores elevados, competência e racionalidade dos cuidados. O sistema de saúde é geralmente motivado por políticas públicas e pressões do mercado para estabelecer os parâmetros de desenvolvimento, uma vez que estes parâmetros e pressões ajudam a formar a força de trabalho, as decisões clínicas, estruturais e económicas, que são tomadas pelos sistemas. É importante salientar as caraterísticas demográficas e científicas das populações atendidas. A dimensão e a tarefa da sociedade também têm uma forte influência em cada um destes parâmetros a nível do sistema, variando o acesso e a utilidade dos vários serviços de saúde. Desde as duas últimas décadas, o Instituto de Medicina (IOM) e os restantes organismos têm vindo a reforçar a sua atenção, assegurando que os sistemas devem ser considerados e que se inclinam para a obtenção dos resultados de saúde preferidos pelos doentes individuais, para se tornarem mais centrados no doente (PCORI, 2012).

O comportamento dos actores do sistema de saúde é muitas vezes determinado por necessidades financeiras, políticas e outras necessidades sociais para fazer progredir a admissão aos cuidados de saúde, para atrair doentes ou inscritos e para conter as despesas. Atualmente, as despesas crescentes com os cuidados de saúde, a evolução das tendências demográficas e a aplicação da Lei dos Cuidados Razoáveis têm sido importantes para muitas abordagens novas na mudança dos sistemas de cuidados de saúde e na tomada em consideração das necessidades de saúde actuais e convencionais da população dos EUA (PCORI, 2012).

2.3 Profissionais do sistema de saúde:

O sistema de cuidados de saúde não é, basicamente, uma profissão individual ou isolada; envolve fenómenos amplamente estruturados em que participam todos os prestadores de cuidados de saúde, incluindo médicos, farmacêuticos, enfermeiros e outros, incluindo também pessoal paramédico e técnico. Os sistemas de cuidados de saúde são basicamente a parte integrante do plano de cuidados farmacêuticos e têm um papel muito importante na construção de um sistema de cuidados de saúde. Os cuidados farmacêuticos são um processo que envolve um farmacêutico que coopera com um doente e outros profissionais dos sistemas de cuidados de saúde, concebendo, implementando e monitorizando um plano terapêutico que produzirá resultados terapêuticos específicos para o doente. É da responsabilidade dos profissionais de saúde organizarem-se para a tomada de decisões e a atribuição de recursos inadequados numa catástrofe. Na catástrofe de 11 de setembro, as organizações de saúde dedicaram muito tempo e recursos humanos e financeiros para avaliar a sua capacidade. Estes esforços têm sido complementados com a ajuda de organizações de cuidados de saúde neste esforço dispendioso (Wisconsin, Hospital Association and the Hospital Preparedness Program, & advice, 2008).

2.4 O Paquistão e o sistema de saúde:

O Paquistão, com cerca de 185 milhões de habitantes, é o sexto país mais populoso do mundo (S Nishtar, 2013). 64% da sua população vive em zonas rurais. 43% da população é analfabeta. Devido à sua posição geoestratégica na era da Guerra Fria e após o 11 de setembro, o seu desenvolvimento e estrutura social foram afectados. O sistema de saúde e o seu desempenho foram afectados devido a estes condicionalismos sistemáticos (S Nishtar, 2013). No âmbito da 18.ª Emenda Constitucional, a transferência de poderes do governo federal para as províncias criou uma probabilidade e uma oportunidade para institucionalizar a reforma (painel 1). O relatório analisa a medida em que os objectivos dos sistemas de saúde foram alcançados no passado, nomeadamente a abundância e a equidade do estado de saúde e a justiça em termos de atratividade e capacidade de resposta. Os desafios dos sistemas de saúde nos seus seis domínios (reforço, governação, prestação de serviços, recursos humanos, sistemas de informação sobre saúde e medicamentos e tecnologias) e as oportunidades de melhoria (S Nishtar, 2013).

2.5 Sistema de prestação de cuidados de saúde no Paquistão:

Desde 1947, o Paquistão herdou o sistema de saúde iniciado pelo governo britânico. Este sistema era principalmente responsável pela prestação de serviços terapêuticos e pela prevenção de doenças na sociedade ou em doentes individuais. No Paquistão, o governo federal e os governos provinciais são os principais responsáveis pelo sistema de prestação de cuidados de saúde e pela sua administração no país, bem como pela realização de políticas a nível nacional. No entanto, o governo federal é responsável pelo planeamento e pela formulação de políticas nacionais, pela investigação, pela formação e pela procura de assistência externa (Nester, 2006) (Meghani, 2014).

Além disso, nos últimos tempos, o governo federal apenas se preocupa com a conveniência das provisões e da tecnologia, mas não se concentra de todo na saúde. No Paquistão. O sistema de cuidados de saúde é constituído por serviços de saúde públicos e privados, incluindo hospitais públicos e privados, homeopatas, clínicas, médicos muçulmanos Hakeem, curandeiros tradicionais/espirituais, ervanários, desossadores e charlatães. O sector público dispõe de instalações de cuidados de saúde primários, que incluem unidades de saúde básicas e centros de saúde rurais. Os hospitais da sede distrital fornecem alojamento à população a nível subdistrital e os hospitais da sede distrital fornecem alojamento à população distrital. Nas cidades paquistanesas, existem igualmente instalações de cuidados de saúde terciários que funcionam como hospitais-escola. No Paquistão, existem outras organizações autónomas, como o exército, os caminhos-de-ferro e os departamentos da administração local, que prestam serviços de saúde aos seus recursos humanos (Meghani, 2014).

2.6 O que é um farmacêutico?

O farmacêutico é uma profissão de saúde que existe para desempenhar um papel fundamental ao serviço da sociedade. A profissão de farmacêutico dispõe de informações sólidas para abordar a inter-reação medicamento-fármaco; a inter-reação medicamento-alimento, a RAM e a vigilância da farmacovigilância da sociedade e dos pacientes individuais. O papel do farmacêutico tem vindo a alterar-se, passando da composição e distribuição de medicamentos para a gestão da terapia medicamentosa. O farmacêutico também trabalha em unidades de cuidados farmacêuticos para monitorizar a gestão da terapia medicamentosa, bem como para monitorizar a utilização incorrecta de medicamentos. O farmacêutico também verifica as receitas para detetar eventuais erros e medicamentos adequados e seguros para a sociedade e para cada doente. O farmacêutico tem bons conhecimentos sobre o controlo da qualidade dos medicamentos e a aquisição de medicamentos nos hospitais. No sistema de saúde, os farmacêuticos são parceiros dos enfermeiros, médicos e outros prestadores de cuidados de saúde. Tomam decisões para melhorar o tratamento dos doentes (Varela,

2011).

Por outras palavras, os farmacêuticos, também conhecidos como químicos e farmacêuticos. Trabalham ou exercem a sua atividade em diferentes farmácias. O seu objetivo é fornecer medicamentos seguros e eficazes à sociedade e a cada doente: Um farmacêutico também presta serviços como membro da equipa de cuidados de saúde para o tratamento dos doentes (wikipedia, 2010).

2.6.1 Tipo de farmacêutico:

Existem diferentes tipos de farmacêuticos que prestam os seus serviços em diferentes áreas da saúde. São eles o farmacêutico hospitalar, o farmacêutico académico, o farmacêutico de cuidados ambulatórios, o farmacêutico regulador, o farmacêutico comunitário, o farmacêutico de composição, o farmacêutico de doenças infecciosas, o farmacêutico de apoio nutricional, o farmacêutico clínico, o farmacêutico de prática nuclear, o farmacêutico de oncologia, o farmacêutico pediátrico, o farmacêutico da indústria farmacêutica, o farmacêutico de cuidados intensivos, o especialista em informação sobre medicamentos e o farmacêutico de cuidados domiciliários. Todos estes farmacêuticos têm funções e responsabilidades diferentes (A Awad, 2007).

2.6.2 Papel e responsabilidades do farmacêutico:

Os farmacêuticos possuem conhecimentos técnicos especializados na sua profissão ou qualificações técnicas no seu domínio. Trabalha em equipa com os médicos e os enfermeiros. O farmacêutico participa em rondas nos hospitais com a equipa de cuidados de saúde. O farmacêutico fornece informações sobre medicamentos aos prestadores de cuidados de saúde. O farmacêutico verifica os erros dos medicamentos em qualquer doença: O farmacêutico também informa as pessoas sobre os novos medicamentos que foram lançados no mercado. O farmacêutico lançou no mercado. O farmacêutico também verifica o controlo de qualidade dos medicamentos (NM Dupotey Varela, 2011).

O papel fundamental do farmacêutico consiste em prescrever, controlar e distribuir o medicamento ao doente. O farmacêutico fornece conhecimentos sobre a dose, a forma de dosagem, os efeitos secundários e a inter-relação dos medicamentos (wikipedia, 2010).

2.7 Regulamentação dos medicamentos:

Os medicamentos ou produtos farmacêuticos têm vários atributos, que são únicos e os diferenciam de outros produtos de consumo. Dada a assimetria de informação entre os fabricantes, os médicos que prescrevem os medicamentos e os doentes que os consomem, a necessidade de supervisão regulamentar é amplamente reconhecida por todos os intervenientes no domínio da saúde pública. A qualidade e a eficácia dos medicamentos também contribuem para reforçar a confiança nos sistemas de saúde, nos profissionais de saúde, nos fabricantes e nos distribuidores de produtos farmacêuticos no país.2 Por conseguinte, o objetivo de todos os regimes de regulamentação dos medicamentos é garantir que os medicamentos seguros, de boa qualidade e eficazes cheguem aos doentes (Chowdhury, 2015).

2.7.1 Regulamentação dos medicamentos Desenvolvimento histórico:

Hoje em dia, as estruturas existentes de regulamentação dos medicamentos são a lei ou as leis relativas aos medicamentos, as regras relativas aos medicamentos, as autoridades reguladoras dos medicamentos, as agências reguladoras dos medicamentos, o conselho de controlo da qualidade (CQ), os laboratórios de ensaio de medicamentos, os conselhos de avaliação dos medicamentos, os centros de informação sobre medicamentos (CID), o conselho de licenciamento de medicamentos, o tribunal de medicamentos, etc., que evoluíram ao longo do tempo. Na presença desta estrutura e deste processo regulamentares, os poderes regulamentares e legislativos serão gradualmente alargados; esta resposta é necessária tanto para o sector farmacêutico como para a sociedade. Nestas condições, os resultados no domínio da saúde aumentarão (Ratanawijitrasin, 2002).

2.7.2 Padrões e normas das leis sobre drogas.

o de medicamentos é essencial. Se, nalgumas áreas da atividade farmacêutica, a legislação sobre medicamentos tradicionalmente omitir ou isentar certas áreas, o resultado será uma lacuna regulamentar. Por exemplo, alguns países não exigem o registo de medicamentos à base de plantas e/ou homeopáticos, ao passo que, noutros, a legislação não obriga à introdução de medicamentos. Para proteção do público, devem ser lançados regulamentos e leis abrangentes sobre medicamentos, de modo a cobrir toda a atividade farmacêutica em todas as áreas de qualquer país (Ratanawijitrasin, 2002).

2.7.3 Estrutura das Autoridades/Agências Reguladoras de Medicamentos:

A estrutura de regulamentação dos medicamentos tem funções muito variadas. As principais funções são o licenciamento da venda de medicamentos, a inspeção/avaliação dos canais de distribuição e das instalações de fabrico, o controlo da qualidade dos medicamentos, a monitorização das reacções adversas a medicamentos (RAM), o controlo da publicidade e da promoção de medicamentos e o controlo dos ensaios clínicos de medicamentos. Todas estas diferentes funções visam uma parte diferente da atividade farmacêutica. Estas diferentes funções devem ser desempenhadas para melhorar a proteção do público (Ratanawijitrasin, 2002).

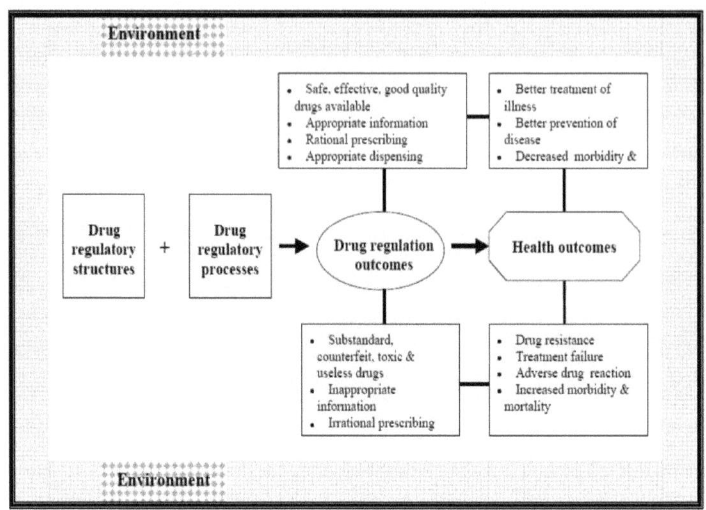

Figura 2.1: Regulamentação da droga, processos, resultados e interconexões entre estruturas.

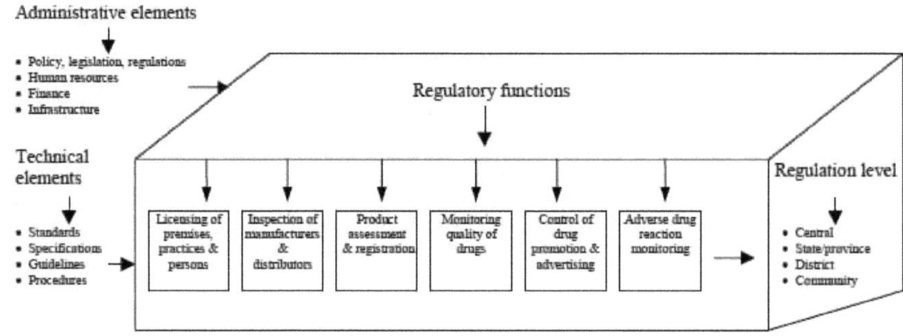

Figura 2.2: Quadro com os principais componentes e o enquadramento do regulamento relativo aos medicamentos.

2.8 Regulamentação da medicina:

A regulação dos medicamentos integra várias actividades que se reforçam mutuamente e que visam a promoção e a proteção da saúde pública. O que torna a regulação dos medicamentos eficaz é o facto de a regulação dos medicamentos exigir conhecimentos médicos, científicos e práticos sólidos (Rago, 2008).

2.8.1 Regulamentação dos medicamentos no Paquistão:

A regulamentação dos medicamentos foi identificada como um obstáculo crucial ao progresso do sector da saúde do Paquistão, em especial na sequência da "crise dos medicamentos falsos" de 2012

Em 2010, a Lei dos Medicamentos (DRA) passou do governo federal para os governos provinciais. Contudo, passados dois anos, a Lei dos Medicamentos de 2012 restabeleceu a jurisdição federal direta sobre a DRA. Desde a sua criação, os media e a comunidade internacional têm criticado a DRA. No entanto, até à data, não houve qualquer avaliação oficial ou académica do desempenho da DRA. O presente documento tem por objetivo contribuir para o limitado corpo de literatura que analisa a eficácia da DRA nas seguintes áreas: regulação da indústria farmacêutica, incentivo ao seu desenvolvimento e gestão do fornecimento de produtos terapêuticos no país (H Rashid, 2015b).

Esta investigação sustenta que existem deficiências políticas significativas nas funções operacionais, na estrutura organizacional e financeira da DRA, que limitam o impacto da organização e das suas unidades constituintes na regulação da indústria farmacêutica no Paquistão. Por fim, são destacadas recomendações políticas cruciais que se centram na maximização da eficácia da DRA, tendo em conta os factores políticos e sociais contextuais em que opera (H Rashid, 2015b). A 18.ª Emenda, aprovada na Constituição do Paquistão em 2010, dissolveu o Ministério Federal da Saúde e as suas unidades constituintes, incluindo a DRA. Os poderes administrativos e regulamentares foram delegados nos cinco departamentos de saúde provinciais. Esta iniciativa de descentralização revelou-se desastrosa para o sistema de prestação de serviços de saúde do Paquistão, porque os governos provinciais não dispunham dos recursos nem das infra-estruturas administrativas. Além disso, a turbulência política que envolveu a aprovação da 18ª Emenda proibiu a possibilidade de estabelecer um sistema de saúde descentralizado, responsável e coordenado. Tanto a indústria farmacêutica como os grupos de defesa da saúde pública sublinharam a necessidade de um organismo regulador dos medicamentos administrado a nível federal. Os governos provinciais, em particular o Punjab, resistiram à regulamentação federal mesmo depois de se ter tornado claro que tinha sido criado um vazio na regulamentação farmacêutica após a aprovação da 18.ª Emenda em 2010. O resultado foi uma luta política de dois anos entre os dois níveis de governo, que impediu uma regulamentação eficaz dos medicamentos a nível nacional ou provincial (H Rashid, 2015b).

Em janeiro de 2012, no meio de um surto de várias doenças transmissíveis, como o dengue, a malária, o sarampo e a poliomielite, 125 doentes cardíacos morreram no Punjab Institute of Cardiology Lahore. Uma investigação ordenada pelo Supremo Tribunal atribuiu a responsabilidade por este incidente a três laboratórios que forneciam medicamentos ao PIC e que, segundo se apurou, estavam a funcionar com licenças caducadas. Os medicamentos que causaram as mortes eram falsos, o que, neste caso, significava que continham vestígios de medicamentos utilizados no tratamento da malária. Este incidente chamou a atenção nacional para as repercussões do ineficaz sistema descentralizado de regulação dos medicamentos que estava em vigor desde 2010. Em resposta, o Presidente do Paquistão, Asif Ali Zardari, autorizou a criação de uma autoridade reguladora dos medicamentos

(DRAP) ao promulgar a Lei dos Medicamentos de 2012 em novembro de 2012. A DRA foi estabelecida como um órgão sob a supervisão do Governo Federal do Paquistão e inclui um conselho de política independente (H Rashid, 2015b).

2.8.2 Financial Structure Drug Regulation in Pakistan:

Será necessária uma vasta rede de quadros de controlo e de responsabilização para avaliar plenamente as implicações políticas das responsabilidades revistas da DRA desde a Lei da Droga de 2012. Para instituir estes quadros de responsabilização, a DRA deve concentrar-se no recrutamento de pessoal qualificado. Será também necessária uma afetação de fundos significativamente maior, para a qual não foram iniciados quaisquer esforços até à data. No ano fiscal de 2013, a DRA funcionou com apenas 500 funcionários e um orçamento insuficiente de 5 milhões de dólares. As fontes de financiamento da DRA são: (H Rashid, 2015b).

Subvenções e empréstimos que os governos federal e provincial recebem de agências nacionais e internacionais e que devem ser afectados à DRA.

Encargos e taxas cobrados pela DRA para recuperar os custos das actividades e serviços de regulação, incluindo os serviços de inspeção de produtos farmacêuticos locais ou importados, ou a venda de quaisquer publicações produzidas por empresas farmacêuticas.

Receitas de investimentos efectuados pela DRA com a aprovação prévia do Conselho de Administração:

Fundo Central de Investigação cobrado pela DRA à indústria farmacêutica como parte dos custos de licenciamento e de funcionamento (Secretariado do Senado, 2012) (H Rashid, 2015b).

Uma vez que o Governo Federal atribui fundos apenas para os funcionários existentes, a DRA não pode levar a cabo a expansão da força de trabalho que é tão essencial para o seu bom funcionamento. De acordo com o Secretariado do Senado, a DRA tem autoridade para "criar uma estrutura organizacional para os funcionários e nomear funcionários". A autoridade do NHSRC não se estende às operações financeiras da DRA porque o financiamento federal da DRA é atribuído diretamente, em vez de ser canalizado através do NHSRC. Esta combinação de autonomia organizacional, direitos financeiros e responsabilidade financeira limitada perante o Governo Federal criou uma situação em que os actuais membros administrativos da DRA recebem uma remuneração substancial, pacotes de benefícios e estão relutantes em expandir-se (H Rashid, 2015b).

Estrutura e funções organizacionais Regulamentação dos medicamentos no Paquistão:

A DRA é composta por quatro conselhos administrativos: o Conselho de Políticas, o Conselho de Registo (RB), o Conselho Central de Licenciamento (CLB) e o Conselho Provincial de Controlo da

Qualidade. Estes conselhos são responsáveis pela aplicação das diretrizes políticas estabelecidas pelas leis relativas às drogas de 1976 e 2012. A DRA também inclui 13 divisões que asseguram a adesão às decisões dos respectivos conselhos. O CLB e o RB são responsáveis pelo licenciamento de novas unidades de fabrico de produtos farmacêuticos e pelo registo (ou alteração de rotulagem) de novos produtos terapêuticos, bem como pela regulamentação das importações (fixação de quotas), exportações, publicidade, distribuição e disponibilidade no mercado de produtos terapêuticos. Por último, são responsáveis por garantir o cumprimento das medidas cautelares prescritas para a classificação e rotulagem de medicamentos na lei sobre os medicamentos de 1976. A fixação dos preços dos produtos terapêuticos também é da competência do RB, sendo os regulamentos relativos aos preços aplicados pela Divisão de Custos e Preços do Conselho (H Rashid, 2015b).

O Conselho de Apelação é um subconjunto do Conselho de Políticas que é responsável por responder a queixas contra o CLB ou o RB, bem como a recursos apresentados para nova reconsideração no caso de um pedido do fabricante ou distribuidor de produtos farmacêuticos ao CLB e ao RB ter sido negado (Secretariado do Senado, 2012). Embora o controlo e a supervisão da qualidade sejam realizados a nível provincial, os inspectores do Conselho Provincial de Controlo da Qualidade da DRA têm autoridade para inspecionar, apreender e submeter a avaliação da qualidade qualquer produto fabricado ou vendido como produto terapêutico e para inspecionar a unidade de fabrico onde esses produtos são produzidos (Secretariado do Senado, 2012).(H Rashid, 2015b) A DRA também fornece orientações políticas aos departamentos de saúde provinciais e consulta os governos provinciais para garantir o cumprimento das normas de desempenho e a aplicação das leis regulamentares. Além disso, realiza inspecções de segurança das iniciativas de investigação relacionadas com medicamentos e do fabrico de medicamentos para garantir o cumprimento rigoroso das especificações dos medicamentos e das práticas laboratoriais (H Rashid, 2015b).

A DRA é também responsável por medidas de reforço das capacidades, tais como campanhas de sensibilização, seminários sobre saúde, desenvolvimento e promoção de serviços farmacêuticos, diretrizes de segurança e formação de pessoal técnico. O Governo Federal também incentivou a DRA a promover a adesão da indústria farmacêutica às diretrizes de garantia de qualidade reconhecidas internacionalmente, a fim de aumentar a quota de mercado das exportações farmacêuticas paquistanesas. O mandato de definição de políticas da DRA e as prerrogativas de regulamentação complementam-se mutuamente. A sua relação mutuamente benéfica é crucial para alcançar uma maior uniformidade no sector farmacêutico, bem como o resultado mais amplo de melhorar os indicadores de saúde do Paquistão (H Rashid, 2015a).

2.8.3 Condições actuais Regulamentação dos medicamentos no Paquistão:

Cerca de dois anos após a criação da DRA pela Lei do Medicamento de 2012, o seu impacto na integração dos sistemas de prestação de cuidados de saúde e da indústria farmacêutica tem sido insignificante. Ishtar afirma que "na sua forma atual, a DRA não difere das disposições regulamentares anteriores do Ministério da Saúde". Ishtar prossegue dizendo que "os medicamentos de qualidade inferior e/ou contrafeitos estão a aumentar, assim como as práticas de marketing intensivas em incentivos e a prescrição e dispensa inadequadas" (H Rashid, 2015b).

2.8.4 Impacto da Autoridade Reguladora dos Medicamentos:

Após a sua criação, em junho de 2012, a DRA cobrou numerosos impostos e taxas excessivas pela prestação de serviços durante a sua primeira reunião (Jundiaí, 2013). Jundiai (2013) afirma que, na fase inicial de processamento de pedidos de registo de medicamentos, pedidos de licença de fabrico e extensões de contratos há muito pendentes, a DRA acumulou até 4 milhões de dólares em 2 meses. A indústria farmacêutica manifestou a sua indignação com este aumento dos custos de fabrico, uma vez que já está a funcionar com custos de produção elevados, inflação e uma moratória de 12 anos sobre os preços de 40 000 medicamentos (H Rashid, 2015b).

Desde 2012, a DRA registou 3 295 medicamentos no curto espaço de um ano (janeiro de 2014) e aprovou 29 novas licenças de fabrico de medicamentos e 61 novos investimentos no fabrico de medicamentos. Por outro lado, um relatório recente mostra que 125 rótulos de medicamentos registados no país foram registados duas vezes para medicamentos diferentes ("Non-functioning of DRAP", 2014). A DRA tem defendido a eliminação das empresas farmacêuticas que não cumprem as normas práticas estabelecidas pela Lei dos Medicamentos de 1976 e retirou os contratos de fabrico de 198 produtos farmacêuticos (H Rashid, 2015b).

A DRA tem vindo a funcionar com um total de 225 inspectores de medicamentos para mais de 80.000 unidades de dispensa em todo o país. Analisando estes números no que diz respeito ao acesso, à qualidade e à quota de mercado, as medidas tomadas pela DRA não tiveram qualquer impacto para além de gerar mais lucros para as empresas farmacêuticas através do registo de mais medicamentos. A incapacidade da DRA de regular a fixação de preços também diminuiu a quota de mercado e os lucros das empresas estrangeiras. Onze empresas farmacêuticas estrangeiras encerraram as suas actividades no Paquistão devido à falta de lei e ordem, à crise energética e ao elevado custo da atividade comercial (H Rashid, 2015b).

2.9 Farmacêutico regulador:

A função do farmacêutico regulador é garantir que os medicamentos de qualidade estejam disponíveis a preços acessíveis para a sociedade ou para os pacientes individuais. Estes medicamentos são utilizados pelo público para a prevenção, melhoria ou cura de perturbações ou doenças. A eficácia destes medicamentos depende do seu valor, força e pureza e, por sua vez, depende das suas boas condições de armazenamento e das boas práticas de fabrico. O farmacêutico regulador regula o fabrico, a distribuição dos medicamentos, para garantir a sua eficácia e qualidade." (Diretor (NT))

2.9.1 Papel e responsabilidades do farmacêutico regulador:

• Participar na inspeção conjunta para a emissão / revalidação do Certificado de Produtos Farmacêuticos (COPP) de acordo com o esquema de certificação da OMS.

• Participar na inspeção conjunta para a concessão/renovação de licenças de bancos de sangue, LVP, r- DNA, dispositivos médicos, vacinas e soros ao abrigo do regime CLAA.

• Participar na inspeção das instalações de ensaios clínicos, de acordo com as instruções periódicas do Drugs Controller General (Índia) (Inspectors, 2015).

• Efetuar a auditoria/verificação/pós certificação dos fabricantes pertencentes aos proponentes preferidos.

• Efetuar controlos/surpresas/conjuntamente e de forma independente com base em queixas recebidas no âmbito do sistema de denúncia de irregularidades e também de outras fontes.

• Efetuar a inspeção conjunta de laboratórios de ensaio para aprovação da realização de ensaios ou análises de medicamentos e cosméticos utilizados no fabricante para venda de medicamentos/cosméticos.

• Recolha de amostras de drogas para análise em laboratórios centrais e realização de investigações e instauração de processos judiciais nos casos em que não estejam em conformidade com os requisitos de qualidade (Inspectores, 2015).

• Destacamento de amostradores de medicamentos para vários locais de suspeita e recolha de amostras através deles, como doentes substitutos, nas instalações de venda, através de um inquérito para controlar a qualidade dos medicamentos.

• Dar seguimento aos processos judiciais pendentes nos diferentes tribunais da zona.

• Elaboração de relatórios mensais, trimestrais e anuais.

• Renovação das licenças dos bancos de sangue.

• O farmacêutico regulador emite certificados de não objeção (NOC) para a concessão de licenças a fabricantes e licenças de farmácias comunitárias.

• O farmacêutico regulador também emite certificados de não objeção para a concessão de autorização de fabrico para exportação apenas de novos medicamentos aprovados/não aprovados e de medicamentos proibidos (Inspectors, 2015).

• O farmacêutico regulador autoriza a importação de quantidades mínimas de medicamentos para uso pessoal ao abrigo do formulário n.º 12B do regulamento relativo aos medicamentos e aos medicamentos de venda livre.

•   Concessão de licença no formulário 11 (Inspectores, 2015).

•   O farmacêutico regulador é um organismo que tem o poder de regulamentar.

•   O Controlador Geral de Medicamentos da Índia (DCGI) ou um gabinete por ele nomeado é o farmacêutico regulador para efeitos da realização de ensaios clínicos na Índia (Inspectors, 2015).

As diferentes funções e responsabilidades do farmacêutico regulador são as seguintes: (AUTHORITY., 2005).

1. Os farmacêuticos reguladores são responsáveis pela avaliação dos ensaios clínicos de substâncias medicinais registadas.

2. O Farmacêutico Regulador tem a responsabilidade constitucional de garantir que os medicamentos existentes no país satisfaçam as necessidades essenciais de qualidade, segurança e eficácia.

3. O farmacêutico responsável pela regulamentação tem a responsabilidade de encerrar um ensaio em curso caso se verifiquem infracções graves às BPF (AUTHORITY., 2005).

4. Os farmacêuticos reguladores são responsáveis pela implementação de um sistema regulador em que todos os ensaios clínicos a realizar no país têm de se registar junto dos mesmos.

(AUTORIDADE., 2005).

2.10 Leis apresentadas/aprovadas no Paquistão para a regulamentação dos medicamentos:

2.10.1: "A Lei das Drogas Perigosas (11 de 1930)":

"Uma lei para centralizar e atribuir ao governo federal o controlo de certas operações relacionadas com drogas perigosas e para aumentar e uniformizar em todo o Paquistão as penas para as infracções relacionadas com essas operações" (F. G. o. Paquistão, 1930).

2.10.2: A Droga e os Cosméticos 1940:

"Em 1930, o comité Chopra recomendou a elaboração de uma lei abrangente sobre medicamentos e cosméticos. Em 1940, o Governo indiano aprovou a lei sobre medicamentos e cosméticos de 1940. Esta lei regula a exportação, a importação, o licenciamento do fabrico, o registo de medicamentos, os dispositivos médicos, a distribuição e a venda de medicamentos. Esta lei trata dos ensaios clínicos, da notificação de RAM e do poder do farmacêutico regulador para garantir a segurança, a eficácia e a qualidade dos medicamentos" (INDIA & Health, 1940).

2.10.3: Lei de 1950 sobre a importação e exportação de medicamentos:

O Ministério do Comércio do Governo do Paquistão promulgou uma lei em 1950 relativa a medicamentos e matérias-primas. Esta lei estende-se a todo o Paquistão: Esta lei foi revista em 1962 pelo Parlamento do Paquistão. Uma lei para continuar a ter poderes para proibir ou controlar as importações e as exportações: entrará em vigor imediatamente" (governo do Paquistão, 1950).

2.10.4: TheMedical And Dental Council Act 1962:

O Senado do Paquistão reviu a lei relativa às drogas de 1950, transformando-a na lei do Conselho Médico e Dentário de 1962. Esta lei regulamenta os hospitais, a aprovação das instituições, o conselho, as instituições dentárias, as instituições médicas, as qualificações médicas adicionais reconhecidas e o registo dos médicos dentistas e dos médicos MBBS. Nesta lei, são mencionadas todas as políticas relativas aos profissionais legais e ilegais.

(Assembleia, 1962).

2.10.5: "Lei Unani, Ayurvédica e Homoeopática de 1965 para os profissionais:

Governo do Paquistão A Assembleia Nacional reviu uma lei que regulamenta as qualificações do sistema de medicina homeopática e o registo dos praticantes de Unani e Ayurveda.

[th]Em 25 de janeiro de 1965, a Assembleia Nacional promulgou o sistema de medicina ayurvédica e homeopática Usaniand. Esta lei foi publicada na Gazeta do Paquistão de forma extraordinária. Esta lei foi regulamentada por diferentes conselhos que supervisionavam o registo dos profissionais, o registo dos produtos Unani, o licenciamento e o registo das instituições homeopáticas.

(Gazeta do Paquistão, 1965).

2.10.6: A Lei da Farmácia de 1967".

Em 8th de fevereiro de 1973, o Governo do Paquistão publicou uma lei com o nome de Lei da Farmácia de 1967.

Esta lei regula o registo dos farmacêuticos em todo o Paquistão, através de um conselho de farmácia estabelecido. Ao abrigo desta lei, foi criado um conselho de farmácia a nível provincial para o registo/reconhecimento do estatuto de farmacêutico, instituição e departamento de farmácia.

A associação de farmacêuticos do Paquistão também se registou ao abrigo da lei da farmácia de 1967 para proporcionar liderança aos farmacêuticos, a fim de melhorar a identificação e a aplicação das políticas de saúde do departamento em causa.

(SA Khan, 2010).

2.10.7: Lei sobre a droga de 1976 do Paquistão:

Em 11 de maio de 1976, o parlamento do Paquistão aprovou a Lei sobre a Droga de 1976. O governo do Paquistão reviu a Lei sobre a Droga de 1940, 1950 e a Lei sobre as Drogas Perigosas, transformando-as na Lei sobre a Droga de 1976. Esta lei é composta por quarenta e cinco secções. Que regulam a importação, exportação de medicamentos e armazenamento de medicamentos, venda de medicamentos, registo de medicamentos e regulamentação do sistema de medicamentos do fabricante. A lei sobre a droga de 1976 é composta por 5 capítulos: introdução, administração e aplicação, proibição, procedimento, sanções, infracções e diversos.

Ao abrigo desta lei, o governo federal e os governos provinciais também têm competência para elaborar regras. Ao abrigo da lei sobre a droga de 1976, foram criados laboratórios provinciais de análise de drogas, PQCB, conselho de licenciamento, conselho de apelação, tribunal de droga e conselho de registo de drogas a nível federal.

A lei relativa à droga de 1976 também descreve o poder, a descrição das funções, o procedimento e a nomeação do inspetor da droga e do analista governamental. Esta lei também explica o procedimento de recolha de amostras de droga, a preparação do processo, a apresentação do processo e a ação penal.

(N. A. Paquistão, 1976).

2.10.8: A lei de 1997 relativa à força antidroga:

Esta lei foi aprovada pelo parlamento majlis-e-shoora em 14th de abril de 1997 para a força antidroga e publicada para informação geral. É constituída por catorze "Secções". Esta lei descreve o poder, o procedimento, a função, o uniforme dos membros e o procedimento de nomeação da força antidroga.

O principal domínio desta lei é o inquérito, o tráfico e a investigação relacionados com os estupefacientes:

Esta lei também confere poderes ao governo provincial para adotar regras de combate aos estupefacientes a nível provincial.

((Parlamento), abril de 1997).

2.10.9: Lei de 2012 relativa à Autoridade Reguladora dos Medicamentos do Paquistão:

Em 13 de novembro, o presidente do Paquistão, Asif alizardari, aprovou uma portaria DRAP através do secretariado do Senado e, em seguida, a portaria foi convertida na Lei DRAP n.º xxi de 2012 através do Parlamento Majles-e-Shoora do Paquistão:

No Paquistão, a Autoridade Reguladora dos Medicamentos do Paquistão (DRAP) foi reconhecida ao abrigo da Lei (DRAP) de 2012 para assegurar a aplicação da Lei dos Medicamentos de 1976 e uma coordenação eficaz. E também harmonizou a terapêutica boa no comércio e comércio interprovincial. Considerando que o seu regulamento prevê o fabrico, exportação, importação, armazenamento, venda e distribuição de produtos terapêuticos / produtos farmacêuticos. A autoridade reguladora dos medicamentos do Paquistão (DRAP) é constituída por um diretor executivo (CEO) e treze (13) diretores de diferentes divisões (governo do Paquistão, 2012).

A DRAP trabalha sob a supervisão dos assuntos federais e é responsável por tratar de assuntos e supervisionar os farmacêuticos reguladores provinciais em todo o país. Esta autoridade é composta por um diretor executivo (CEO) e treze 13 divisões diferentes, a saber Divisão de Avaliação e Registo Farmacêutico, Divisão de Licenciamento de Medicamentos, Divisão de Garantia da Qualidade e Testes Laboratoriais, Divisão de Dispositivos Médicos e Cosméticos Medicinais, Divisão de Medicamentos Biológicos, Divisão de Medicamentos Controlados, Divisão de Serviços de Farmácia, Divisão de Produtos de Saúde e de Venda Livre, Divisão de Custos e Preços, Divisão de Orçamento e Contas, Divisão de Administração, Recursos Humanos e Logística, Divisão de Assuntos Jurídicos, Divisão de Serviços de Informação de Gestão, todas elas controladas individualmente por 7 diretores-adjuntos, 9 diretores-adjuntos e 13 diretores. Total de farmacêuticos reguladores que exercem a sua atividade na Autoridade Reguladora dos Medicamentos do Paquistão, (GOVIT OF PAKISTAN, 2012).

A DRAP fornece periodicamente mais 20 ordens regulamentares de subtítulo. A DRA é composta por quatro conselhos administrativos: o Conselho de Políticas, o Conselho Central de Licenciamento (CLB), o Conselho de Registo (RB) e o Conselho Provincial de Controlo da Qualidade. Estes conselhos são responsáveis pela aplicação das diretrizes políticas estabelecidas pelas leis relativas às drogas de 1976 e 2012. A DRA também inclui 13 divisões que asseguram a adesão às decisões dos respectivos conselhos. O CLB e o RB são responsáveis pelo licenciamento de novas unidades de fabrico de produtos farmacêuticos e pelo registo (ou alteração de rotulagem) de novos produtos terapêuticos, bem como pela regulamentação das importações (fixação de quotas), exportações, publicidade, distribuição e disponibilidade no mercado de produtos terapêuticos. Por último, são responsáveis por garantir o cumprimento das medidas cautelares prescritas para a classificação e rotulagem de medicamentos na lei sobre os medicamentos de 1976. A fixação dos preços dos produtos terapêuticos também é da competência do RB, sendo os regulamentos relativos aos preços aplicados pela Divisão de Custos e Preços do Conselho.

O Conselho de Apelação é um subconjunto do Conselho de Políticas que é responsável por responder a queixas contra o CLB ou o RB, bem como a recursos apresentados para nova reconsideração no caso de um pedido do fabricante ou distribuidor de produtos farmacêuticos ao CLB e ao RB ter sido negado (Secretariado do Senado, 2012). Embora o controlo e a supervisão da qualidade sejam realizados a nível provincial, os inspectores do Conselho Provincial de Controlo da Qualidade da DRA têm autoridade para inspecionar, apreender e submeter a avaliação da qualidade qualquer produto fabricado ou vendido como produto terapêutico e para inspecionar a unidade de fabrico onde esses produtos são produzidos (Secretariado do Senado, 2012).(H Rashid, 2015b) A DRA também fornece orientações políticas aos departamentos de saúde provinciais e consulta os governos provinciais para garantir o cumprimento das normas de desempenho e a aplicação das leis regulamentares. Também realiza inspecções de segurança de iniciativas de investigação relacionadas com medicamentos e do fabrico de medicamentos para garantir o cumprimento rigoroso das especificações dos medicamentos e das práticas laboratoriais.(GOVIT OF PAKISTAN, 2012)

A DRA é também responsável por medidas de reforço das capacidades, tais como campanhas de sensibilização, seminários sobre saúde, desenvolvimento e promoção de serviços farmacêuticos, diretrizes de segurança e formação de pessoal técnico. O Governo Federal também incentivou a DRA a promover a adesão da indústria farmacêutica a diretrizes de garantia de qualidade reconhecidas internacionalmente, a fim de aumentar a quota de mercado das exportações farmacêuticas paquistanesas. O mandato de definição de políticas da DRA e as prerrogativas de regulamentação complementam-se mutuamente. A sua relação mutuamente benéfica é crucial para alcançar uma maior uniformidade no sector farmacêutico, bem como o resultado mais amplo de melhorar os indicadores de saúde do Paquistão.

(GOVIT OF PAKISTAN, 2012).

2.10.10: Alterações em (DRAP) pela Divisão de Regulamentos e Serviços Nacionais do Paquistão 2013:

Em Islamabad, em 5th de abril de 2013, a autoridade reguladora nacional de regulação e serviços de medicamentos notificou uma SRO n.º 295 como alteração. Esta SRO foi igualmente publicada na Gazeta Extraordinária do Paquistão,

Nesta notificação, a secção 13 da importação e exportação de drogas é convertida na secção 43 da lei sobre drogas de 1976 (Divisão, 2013).

2.10.11: Projeto de lei de alteração de 2013 relativo a medicamentos e cosméticos:

O Governo do Paquistão altera a Lei sobre Medicamentos e Cosméticos de 1940, denominada Lei de Alteração de Medicamentos e Cosméticos de 2013.

Esta lei regula a exportação, a importação, a concessão de licenças de fabrico, o registo de medicamentos, os dispositivos médicos, a distribuição e a venda de medicamentos. Esta lei diz respeito aos ensaios clínicos, à notificação de RAM e ao poder do farmacêutico regulador para garantir a sua segurança, eficácia, qualidade, cosméticos e dispositivos médicos.

(SABHA., 2013).

2.10.12: "Portaria sobre drogas do Punjab (segunda alteração) de 2015 (Xxii de 2015)."

"[08 de agosto de 2015]"

"Uma portaria que altera a Lei da Droga de 1976:"

"São necessárias algumas alterações adicionais à Lei sobre a Droga de 1976 para que as disposições relativas aos tribunais de droga estejam em conformidade com a Lei da Constituição (Décima Oitava Alteração) de 2010 e para questões conexas."

(Punjab, [08 de agosto, 2015])

2.11 Regras apresentadas/aprovadas em diferentes províncias do Paquistão para a regulamentação de medicamentos:

2.11. 1: "Punjab Drugs Rules 2007:"

O governo provincial do Punjab promulgou uma lei sobre a droga em 2007 ao abrigo da secção 44 da Lei sobre a droga de 1976. Esta lei foi aprovada pelo governador do Punjab na super sessão da lei sobre a droga do Punjab de 1988.

Esta regra prevê regras para

1, Estrutura, poder, função, responsabilidades, procedimento e finalidades da comissão provincial de controlo da qualidade:

2, estrutura, poder, função, responsabilidades, procedimento e finalidades do conselho distrital de controlo da qualidade:

3, poder, funções, procedimento de trabalho, relatório mensal e nomeação do inspetor e do analista governamental:

4, estrutura, funcionamento e procedimento do conselho provincial de licenciamento.

5, Procedimento de emissão de licenças de venda de medicamentos, procedimento de suspensão:

6, critérios de amostragem, quantidade e reembolso de medicamentos.

(the & Punjab, 2007)

2.11.2: Alterações em (DRAP) pela Divisão de Regulamentos e Serviços Nacionais do Paquistão 2014:

Em Islamabad, em 27th de maio de 2014, a Autoridade Reguladora dos Medicamentos do Paquistão, Divisão Nacional de Regulamentação e Serviços, com a aprovação prévia do Governo Federal, notificou a SRO n.º 412 de 2014.

Esta regra chama-se Alternative Medicines and Health Products (Enlistment) Rules.

Em seguida, é publicado no jornal oficial.

Estas regras prevêem a regulamentação de medicamentos alternativos, suplementos alimentares, produtos acabados, pedidos de inscrição, critérios de inscrição, reacções adversas, leite para bebés, publicidade, prebióticos, procedimentos e critérios de avaliação.

(D. R. A. o. Paquistão e Coordenação, 2014).

2.11.3: Alterações em (DRAP) pela Divisão de Regulamentos e Serviços Nacionais do Paquistão 2013:

Em Islamabad, em 22 de novembro de 2013, a Autoridade Reguladora dos Medicamentos do Paquistão, Divisão Nacional de Regulamentação e Serviços, com a aprovação prévia do Governo Federal, notificou a SRO n.o (1) 0f 2013.

Esta regra chama-se Alternative Medicines and Health Products (Enlistment) Rules 2014.

Em seguida, é publicado no jornal oficial.

Estas regras prevêem a regulamentação de medicamentos alternativos, suplementos alimentares, produtos acabados, pedidos de inscrição, critérios de inscrição, reacções adversas, leite para bebés, publicidade, prebióticos, procedimentos e critérios de avaliação.

(D. R. A. Paquistão, 22 de novembro de 2013).

2.11.4: 11.4: Regras de importação e exportação de medicamentos de 1976:

Em Islamabad, em 4th de setembro de 2009, o Governo Federal do Paquistão promulgou a SRO n.º 890, I, 1976 para o Regulamento das Regras de Importação e Exportação de 2009, em conformidade com a secção 43 da Lei sobre a Droga de 1976, que tem o prazer de estabelecer as regras.

Esta regra é designada por Regras de Importação e Exportação de 1976. Esta regra consiste na proibição, flexibilização e restrição de mercadorias, matérias-primas e máquinas/equipamentos.

(Manual de Direito da Droga, 1976).

2.11.5: Regulamento de Produtos Terapêuticos Medicamentos e Produtos de Saúde 2013:

Em Islamabad, em 22 de novembro de 2013, a Autoridade Reguladora dos Medicamentos do Paquistão, a Divisão Nacional de Regulamentos e Serviços, com a aprovação prévia do Governo Federal, notificou as regras relativas aos produtos terapêuticos de 2013.

Esta regra é designada por therapeutic good, Medicines and Health Products (Enlistment) Rules2013.

Em seguida, é publicado no jornal oficial.

Estas regras prevêem a regulamentação de medicamentos alternativos, suplementos alimentares, produtos acabados, pedidos de inscrição, critérios de inscrição, reacções adversas, leite para bebés, publicidade, prebióticos, procedimentos e critérios de avaliação.

(Products & Pakistan, 2013).

2.11.6: As regras de rotulagem e embalagem de medicamentos:

Em 1986, o governo federal promulgou uma regra para a rotulagem e embalagem de medicamentos.

Estas regras são designadas por Regras de Rotulagem e Embalagem de Medicamentos de 1986. Foi publicado no jornal oficial.

Estas regras regulam os diferentes aspectos dos produtos farmacêuticos, a rotulagem de medicamentos para uso interno, a rotulagem de medicamentos para uso externo, a rotulagem de amostras médicas, a rotulagem de medicamentos para fornecimento público, a rotulagem de produtos esterilizados e a rotulagem de produtos veterinários. Estas regras também regulam a rotulagem e a embalagem de diferentes formas de dosagem de medicamentos e produtos farmacêuticos.

(Governamint of pakistan, 1986).

2.11.7: Regras sobre drogas do Baluchistão de 1983:

O Governo Provincial, em 20th de outubro de 1983, no exercício dos poderes conferidos pela secção 44 da Lei sobre a droga de 1976, promulgou uma regra sobre a droga de 1983 para a província do Baluchistão. E esta regra foi publicada num jornal oficial extra ordinário.

Estas regras estabelecem a composição do conselho provincial de controlo da qualidade, o procedimento do conselho, o poder, os deveres e a descrição das funções dos inspectores provinciais. Estas regras estabelecem a regulamentação sobre a quantidade de amostras, o procedimento e a descrição das funções dos analistas governamentais.

A licença de venda de medicamentos de uma loja de produtos médicos ou de uma loja de venda de buracos foi objeto de um procedimento de emissão, renovação e suspensão (Baluchistão, 1983).

2.11.8: Regras sobre drogas para as zonas setentrionais do Paquistão, 1996:

Em Islamabad, em 27 de outubro de O Chefe do Executivo das Zonas do Norte, no exercício dos poderes conferidos pela subsecção (1) da secção 44 da Lei da Droga de 1975, notificou a SROno 1214, I, 1996.

Este ato pode ser designado por "Drug Rules 1996" (regras sobre a droga) nas zonas setentrionais do Paquistão.

Ao abrigo desta lei, o governo federal e os governos provinciais também têm competência para elaborar regras. Ao abrigo da lei sobre a droga de 1976, foram criados laboratórios provinciais de análise de drogas, PQCB, conselho de licenciamento, conselho de apelação, tribunal de droga e conselho de registo de drogas a nível federal.

A lei relativa à droga de 1976 descreve igualmente o poder, a descrição das funções, o procedimento e a nomeação do inspetor da droga e do analista governamental. Esta lei também explica o procedimento de recolha de amostras de droga, a preparação do caso, a apresentação do caso e a acusação do caso.

(Diretor-Geral, 1996).

2.11.9: A regra de 1978 para a especificação de medicamentos:

Em Islamabad, o Governo Federal do Paquistão, no exercício dos poderes conferidos pela subsecção (1) da secção 44 da Lei sobre a Droga de 1976, notificou a SRO n.º 1080, I, 1978.

Estas regras são designadas por regra de especificação de medicamentos de 1978. Estas regras foram publicadas no jornal oficial. Estas regras prevêem a regulamentação da especificação de medicamentos, por exemplo, tiras, suspensões, emulsões e preparações oftálmicas.

Estas regras entram imediatamente em vigor.

(associação, 1978)

2.11.10: "Assembleia Provincial de Sind Notificação Karachi, 20 de março de 2014."

O governo da Assembleia Provincial de Sindh, em 24th fevereiro de 2014, promulga as Regras sobre Drogas de 2014 ao abrigo da aprovação prévia da subsecção 44 da Lei sobre Drogas de 1976.

Estas regras são designadas por sindh drug rules 2014.

Publicado no jornal oficial extra ordinário:

Estas regras estabelecem a composição do conselho provincial de controlo da qualidade, o procedimento do conselho, o poder, os deveres e a descrição das funções dos inspectores provinciais. Estas regras estabelecem a regulamentação sobre a quantidade de amostras, o procedimento e a descrição das funções dos analistas governamentais.

Licença de venda de medicamentos de loja de medicamentos ou venda de buracos procedimento de emissão, renovação e suspensão todas as regras foram fornecidas.

(p. a. paquistão, 2013)

2.11.11: As Regras de 2005 para os Tribunais de Droga:

O Ministério da Saúde do Governo Federal emitiu uma notificação para estabelecer muitos

Tribunais de droga a nível provincial

Estas notificações regulamentam qualquer tribunal de droga do Paquistão. Um tribunal de droga é composto pelo presidente do tribunal e por dois membros. Os membros do tribunal devem ser peritos em farmacologia e no domínio farmacêutico (F. GOVT, 2013).

2.11.12: Regras de investigação sobre medicamentos de 1978:

Em Islamabad, a 15 de julho de 1978, o governo federal do Paquistão, no exercício dos poderes conferidos pela subsecção (1) da secção 44 das regras relativas às drogas de 1976, notificou a SRO n.º 1047, I, 1978. Estas regras são designadas por regras de investigação de medicamentos de 1978.

Estas regras prevêem a regulamentação da investigação de medicamentos.

(Manual de Direito da Droga, 1978)

2.11.13: As regras de alteração de 2005 para a Câmara de Recurso:

Em Islamabad, 25th junho de 2005, o Governo Federal do Paquistão, no exercício dos poderes conferidos pela subsecção (1) da secção 44 da Lei sobre a Droga de 1976, notificou a SRO n.o 663, I, 2005.

Estas regras são designadas por regras da comissão de recurso em matéria de droga de 2005. Estas regras foram publicadas no jornal oficial.

Estas regras prevêem a regulamentação do presidente e dos membros da comissão de recurso. (Saúde, 25 de junho de 2005.)

2.11.14: A regulamentação sobre medicamentos de 1976:

Em Islamabad, o governo federal do Paquistão, no exercício dos poderes conferidos pela subsecção (1) da secção 44 das regras sobre drogas de 1976, notificou a SRO n.º 793, I, 1976. Estas regras são designadas por "drugs federal inspectors federal drug laboratory, and federal laboratory analyst rules 1976".

(P. Manual de Direito da Droga, 1976)

2.11.15: "As Regras sobre Drogas Perigosas do Paquistão Ocidental, 1958."

"No. Exp. V/l/1-58, de 21 de março de 1959 (Gazette, 17 de abril de 1959): Com referência à Notificação do Governo do Paquistão Ocidental n.º Ex. V/1/1958, de 20 de novembro de 1958, publicada na Gazeta do Paquistão Ocidental, de 12 de dezembro de 1958, o Governador do Paquistão Ocidental, ao abrigo desta lei, também confere poderes aos governos federal e provincial para estabelecerem regras. Ao abrigo da lei sobre a droga de 1976, foram criados laboratórios provinciais de análise de drogas, PQCB, conselho de licenciamento, conselho de recurso, tribunal de droga e conselho de registo de drogas a nível federal.

A lei relativa à droga de 1976 também descreve o poder, a descrição das funções, o procedimento e a nomeação do inspetor da droga e do analista governamental. Esta lei também explica o procedimento de recolha de amostras de droga, a preparação do processo, a apresentação do processo e a ação penal.

(Governo, dezembro de 1958)

2.11.16: "The Allopathic Drug Rules 1962:

Em 7 de junho de 1962, o governo federal do Paquistão promulgou um decreto de 1962 para impedir a utilização abusiva da medicina alopática.

Estas regras foram publicadas no jornal oficial para informação geral.

Estas regras prevêem a regulamentação da utilização indevida de banalidades de drogas, proibições.

(P. O. Paquistão, 7 de junho de 1962)

2.11.17: "The Drug Rule 1979 No So(Vi-Ii) (Spec) 26 Dated 18 September 1979."

"Exerceu o poder da secção 44 do Drug Act de 1976:"

"O Governo de Sind tem o prazer de adotar, pela primeira vez, a seguinte Regra, nomeadamente a Regra sobre Drogas de 1979 sindh, 1979." (Governo de Sind, 1979)

2.11.18: "The SindGovernment Gazette Karachi 27 de abril de 2010."

O governo da Assembleia Provincial de sindhProvincial, em 27th abril de 2010, promulga as Regras sobre Drogas de 2010 ao abrigo da aprovação prévia da subsecção 44 da Lei sobre Drogas de 1976.

Estas regras são designadas por sindh drug rules 2010.

Publicado no jornal oficial extra ordinário para informação geral:

Estas regras estabelecem a composição do conselho provincial de controlo da qualidade, o procedimento do conselho, o poder, os deveres e a descrição das funções dos inspectores provinciais. Estas regras estabelecem a regulamentação sobre a quantidade de amostras, o procedimento e a descrição das funções dos analistas governamentais.

A licença de venda de medicamentos da loja de medicamentos ou o procedimento de venda de buracos para a emissão, renovação e suspensão de todas as regras foram fornecidos (G. Sindh, 2010).

2.11.19: "Governo do Departamento de Saúde da N.W.F.P. Departamento de Saúde e Bem-Estar Social".

"31 de maio de 1982, a Regra da Droga da Província Fronteiriça do Noroeste de 1982."

2.11.20: Regras sobre drogas de 1976 para licenciamento, registo e publicidade:

Em Islamabad, 12th Fev 1976 O governo federal do Paquistão, no exercício dos poderes conferidos pela subsecção (1) da secção 44 das regras relativas às drogas de 1976, notificou a SRO n° 1445, I, 1976. Estas regras são designadas por regras de investigação de medicamentos de 1976.

(N. GOVT, 1982)

2.11.21:   Leis sobre drogas de diferentes países para regulamentação de drogas:

A: Cuba: Cuba tem uma antiga lei sobre medicamentos, mas esta é demasiado abrangente para a regulamentação dos medicamentos. A primeira foi promulgada em 1709 e lançada pela realeza com o nome de Tribunal ProtoMedicate Act (S Ratanawijitrasin, 2002).

B: Venezuela: As primeiras leis da Venezuela relacionadas com a droga existem em 1883 sob a forma de uma portaria do conselho médico para medicamentos secretos e patentes. [Th]As leis sobre drogas são alteradas regularmente e um número significativo de leis sobre drogas foi lançado no século XX. Em 1944, 1946 e 1962, foi criado um laboratório de vigilância farmacológica e de análise farmacológica. Em 1928, foi promulgada a lei sobre o fabrico, a importação, a exportação e a aquisição de medicamentos. (S Ratanawijitrasin, 2002)

C:Tunísia: "A primeira lei sobre a droga foi lançada em 1942, para o controlo da droga, a promoção de produtos farmacêuticos e a publicidade de medicamentos. Em 1984 e 1990, foi criado o Laboratório Nacional de Controlo de Drogas e o centro de farmacovigilância (S Ratanawijitrasin, 2002).

D:Malásia: Na Malásia, a primeira legislação sobre medicamentos foi introduzida em 1950 para o sector farmacêutico. A primeira foi a lei relativa à venda e compra de medicamentos e alimentos, de 1952. 2nd foi o decreto relativo aos venenos e às drogas perigosas, ambos promulgados em 1952. A portaria relativa aos venenos foi convertida na Lei dos Venenos de 1952 e, finalmente, em 1989, esta lei foi revista no Regulamento dos Venenos. Em 1989, o decreto relativo aos medicamentos e aos alimentos foi também revisto como lei relativa aos medicamentos de 1952 (S Ratanawijitrasin, 2002).

E:Países Baixos: em 1956, foi introduzida a lei relativa aos medicamentos para a concessão de licenças de fabrico, distribuição e registo de produtos farmacêuticos. Após a catástrofe da talidomida, em 1961, foi introduzida a lei relativa aos medicamentos, em 1963, que prevê a existência de diferentes departamentos e conselhos de regulamentação dos medicamentos. (S Ratanawijitrasin, 2002)

F: Chipre: a lei relativa aos venenos e à farmácia foi introduzida pela primeira vez em 1959. Estas leis têm parâmetros diferentes para estabelecer o cumprimento do quadro regulamentar para o controlo de ensaios clínicos, farmacovigilância, RAM, distribuição de medicamentos, rotulagem e avaliação farmacêutica. Em 1970, foi introduzida uma lei abrangente relativa aos medicamentos, que consiste no registo de medicamentos, na concessão de licenças aos fabricantes e no início dos poderes dos controladores de medicamentos.

G: Austrália: A regulamentação australiana em matéria de medicamentos foi totalmente melhorada com o desastre da talidomida em 1960, na primeira vez em que, em 1948, existia um sistema de regulamentação fraco no Estado. Em 1989, por falta de controlo sobre os produtos fabricados localmente, foi introduzida a Therapeutics Good Manufacturing TGA, que é uma lei abrangente em matéria de medicamentos. Esta lei controla o licenciamento do fabrico de medicamentos, o registo de medicamentos, o controlo de qualidade e os laboratórios de ensaio de medicamentos (S Ratanawijitrasin, 2002).

H: Uganda: em 1952, foi introduzido o primeiro sistema de regulamentação dos medicamentos, Edddagala Luwangula. Em 1960, foi publicado o decreto sobre os venenos, para regulamentar a profissão de farmacêutico e foi lançada a legislação sobre os medicamentos. Em 1993, foi criada a autoridade nacional de regulamentação dos medicamentos para controlar todos os principais aspectos da legislação em matéria de medicamentos (S Ratanawijitrasin, 2002).

I: Zimbabué: O sistema de regulamentação dos medicamentos no Zimbabué foi iniciado em 1969, existindo a Drug Act 1971 e 1997 para o fabrico de produtos farmacêuticos, o licenciamento de fabricantes e o controlo de substâncias afins (S Ratanawijitrasin, 2002).

J: Estónia: para a regulamentação dos medicamentos A Estónia tem uma autoridade reguladora dos medicamentos, em 1966, que controla os medicamentos (S Ratanawijitrasin, 2002).

K: Leis sobre Drogas da Índia: em 1985, o governo da Índia promulgou a Lei de 1985 sobre Substâncias Psicotrópicas e Estupefacientes (Lei NDPS). Esta lei foi publicada no jornal oficial.

A Lei sobre a Droga de 1985 confere ao governo federal e aos governos provinciais poderes para adoptarem regras para a regulamentação dos produtos farmacêuticos e dos medicamentos (Mensagem).

A Administração do Controlo de Medicamentos (DCA) do Estado indiano está a aplicar as seguintes regras e leis sobre medicamentos em todo o Estado.

1.   "As Regras sobre Medicamentos e Cosméticos da Índia de 1940, a Lei sobre Medicamentos e Cosméticos da Índia de 1940.

2.   Price Control of Drugs Order 1995.

3.   Lei e regras sobre anúncios de medicamentos da Índia, de 1954.

4. Regras sobre estupefacientes e substâncias psicotrópicas (NDPS) da Índia de 1986 para a emissão de licenças (CONTROLADMINISTRATION)".

"A organização dos vários funcionários da administração da droga e do controlo divide-se, em termos gerais, em duas vertentes.

1. Ala de execução.

A secção de execução aplica as disposições dos decretos acima referidos no Estado e

2. Asa de laboratório:"

A ala do laboratório efectua o teste/análise de várias amostras de medicamentos/cosméticos enviadas para análise e emite o certificado de teste/análise (CONTROLADMINISTRAÇÃO).

L:China, a China estabeleceu a Lei da Publicidade promulgada em 1194 para regulamentar a promoção e a publicidade de medicamentos através de dois estatutos principais, a Lei da Administração de Medicamentos, promulgada em 2001, e a Lei da Publicidade, promulgada em 1994. Os EUA e a China têm as maiores autoridades do sector farmacêutico, a FDA e a FTC. Estas duas autoridades controlam a Administração da Indústria e do Comércio (Jason, 2013).

"Lei da Administração do Controlo de Drogas da República Popular da China".

Em 20 de setembro de 1984, os povos do Congresso foram revistos na 20ª Reunião do Comité Permanente do Nono Congresso Nacional do Povo, em 28 de fevereiro de 2001.

(Direito, 2001)

Lei sobre Drogas da China de 2002 da Administração do Controlo de Drogas:

O Governo da China promulgou, em 4 de agosto de 2002, a Lei da Droga de 2002 para regulamentar eficazmente os produtos e bens farmacêuticos em todo o país.

M: Estados Unidos: O Congresso dos EUA aprova a regulamentação da FDA e dos medicamentos para fornecer medicamentos seguros, eficazes e acessíveis à população. Estas autoridades também inspeccionam os medicamentos para impedir a entrada de medicamentos contaminados e de baixa qualidade provenientes do estrangeiro em 1883. Estas leis são revistas anualmente pelo Congresso e pela Associação Médica Americana (AMA). (Goldberg, 2014)

"Agências de combate à droga dos EUA e da China em 1970:"

"A Drug Enforcement Administration (DEA) tem uma missão,

- Estabelecer e fazer cumprir a legislação relativa às substâncias regulamentadas.
- Controlar a estrutura da justiça penal e civil dos Estados Unidos.

- Todos os que se dedicam à emergência, fabrico ou distribuição de substâncias controladas/farmacêuticas.

- Aparecer ou destinar-se ao tráfico ilícito nos Estados Unidos.

- Aconselhar e apoiar programas não repressivos destinados a reduzir o acesso a substâncias regulamentadas ilegais nos mercados nacional e internacional (JUSTICE, 1970).

Não foi efectuado qualquer estudo para avaliar os conhecimentos e a perceção dos farmacêuticos reguladores relativamente à regulamentação dos medicamentos no Paquistão.

Como não houve nenhum estudo concebido para avaliar os conhecimentos dos farmacêuticos reguladores, bem como a sua perceção sobre a eficácia e as falhas da regulamentação atual no Paquistão

CAPÍTULO 3: METODOLOGIA

3.1 Desenho do estudo:

Foi adotado um estudo de método misto para avaliar os conhecimentos e a perceção dos farmacêuticos reguladores relativamente à regulamentação dos medicamentos no Paquistão. Trata-se de uma abordagem qualitativa e quantitativa. Foi concebido um estudo qualitativo para explorar os conhecimentos e a perceção dos farmacêuticos reguladores relativamente à regulamentação dos medicamentos no Paquistão. O estudo foi realizado nas principais cidades do Paquistão e todas as províncias do Paquistão foram visitadas, bem como as áreas federais do Paquistão onde os farmacêuticos reguladores exerciam a sua atividade. A etiqueta do estudo foi aprovada por um painel de peritos do Comité de Investigação do Departamento de Prática Farmacêutica da Faculdade de Farmácia da Universidade do Baluchistão, em Quetta. Para a recolha de dados, foram efectuadas entrevistas semi-estruturadas utilizando guias de entrevista aprofundados. A abordagem quantitativa foi efectuada sob a forma de uma avaliação transversal baseada num questionário.

3.2 Local de estudo:

O estudo qualitativo e quantitativo foi efectuado no Paquistão e todas as províncias do Paquistão foram visitadas, bem como as zonas federais do Paquistão onde os farmacêuticos reguladores e os reguladores exercem a sua atividade.

3.3 Técnica de amostragem e dimensão da amostra:

Foram recrutadas treze entrevistas com farmacêuticos através de ligações individuais e do método de amostragem em bola de neve. Os participantes reconhecidos foram contactados pessoalmente ou por telefone para marcar as entrevistas. Foi obtida a aprovação impressa dos participantes antes da entrevista. O estudo quantitativo foi concebido para visar 555 farmacêuticos reguladores em todo o Paquistão, dos quais 271 foram recrutados para o estudo.

3.4 Ferramenta de estudo:

Foram utilizadas entrevistas semi-estruturadas para a recolha de dados estatísticos. Foi elaborado um guião de entrevista para os participantes. A técnica de entrevista foi preferida em relação aos outros métodos, uma vez que uma série de caraterísticas a abordar foram previamente reconhecidas na literatura, o que garantiu a cobertura das principais questões relativas à perceção e aos conhecimentos dos farmacêuticos reguladores. Para a abordagem quantitativa, foi elaborado um questionário que incluía dados demográficos e seis domínios principais, nomeadamente: alteração da regulamentação existente em matéria de medicamentos, falhas e atrasos processuais, falta de conhecimentos e de formação, falta de orçamento e de outras instalações, influência política e questões de segurança, comunicação e administração deficientes entre os diferentes organismos, tal como indicado no Anexo-1.

3.5 Duração do estudo:

O período de tempo em que o estudo foi realizado foi de novembro de 2015 a junho de 2016.

3.6 Critérios de inclusão:

Todos os farmacêuticos que trabalham como farmacêuticos reguladores no Paquistão foram recrutados para o estudo, incluindo: inspectores de medicamentos, analistas de medicamentos, membros do tribunal de medicamentos, membros do conselho de controlo da qualidade, membros do conselho de registo de medicamentos e membros do conselho de licenciamento de medicamentos.

3.7 Aprovação ética:

O estudo foi aprovado pelo comité de ética da Faculdade de Farmácia e Ciências da Saúde da Universidade de Baluchistan Quetta, de acordo com as orientações do Comité Nacional de Bioética do Paquistão (N.B.C, 2016). Todos os participantes foram informados, através do formulário de consentimento, de que a sua participação era voluntária.

3.8 Análise estatística:

Todas as análises foram efectuadas utilizando o SPSSv20. A estatística descritiva efectuada para os dados demográficos 'permanentes foi articulada como média e desvio padrão, enquanto os dados categóricos foram articulados como frequência e percentagem. Foram concebidos temas para a abordagem qualitativa, como se pode ver no resultado.

CAPÍTULO 4: RESULTADOS

4.1 Caraterísticas demográficas do estudo qualitativo:

A tabela n.º 1 demonstra as caraterísticas demográficas dos farmacêuticos reguladores que trabalham em vários cargos e cidades/distritos

Tabela. 4.1 Caraterísticas demográficas do estudo qualitativo:

Código	Género	Qualificação	Cidade/Distrito	Posição
P1	Masculino	Mestrado em Pham-D	Filosofia. Baluchistão	Inspetor de drogas
P2	Masculino	Mestrado em Pham-D	Filosofia. Nebulização	Inspectores de drogas
P3	Masculino	Mestrado em Pham-D	Filosofia. Pashing	Inspetor de drogas
P4	Masculino	B-Farmácia	Zona de Quetta	Inspetor de drogas
P5	Masculino	Pham-D	Baluchistão	Assistente de medicamentos Controlador
P6	Masculino	Licenciatura em Farmácia, MBA informação tecnologia	Baluchistão	Analista de medicamentos
P7	Masculino	Doutoramento em Farmácia	Baluchistão	Professor associado, membro do Tribunal da Droga
P8	Masculino	B-Farmácia	Baluchistão	Inspetor-chefe da droga Baluchistão
P9	Masculino	Doutoramento	Baluchistão	Diretor Provincial da Droga Laboratório de testes
P10	Masculino	B-Farmácia	Baluchistão	Inspetor sénior de medicamentos Quetta
P11	Masculino	B-Farmácia	Baluchistão	Analista de medicamentos na DTL Quetta
P12	Feminino	B Farmácia, (Farmacêutica)	M.Phil. Baluchistão	Analista sénior de medicamentos DTL Quetta
P13	Feminino	Pham-D	Zona de Quetta	Inspetor de drogas

4.2 Temas

4.2.1 Tema 1: Falta de orçamento e de outras infra-estruturas:

Na opinião dos farmacêuticos reguladores, os farmacêuticos reguladores enfrentam problemas orçamentais e de instalações:

Na lei do medicamento é mencionado que a validação e os serviços do equipamento devem ser efectuados anualmente. Não dispomos de orçamentos suficientes para o laboratório. Os farmacêuticos reguladores, quando trabalham, precisam de alguns parâmetros, por exemplo, instalações, pessoal técnico, pessoal informático, operador, orçamento para um veículo ou um equipamento fixo" **(P.9)**

O responsável distrital pela saúde não resolveu os problemas financeiros do DI. De acordo com o DHO, não tenho qualquer orçamento para o inspetor de medicamentos nem qualquer orçamento específico para o gabinete de DI, devido a este problema, o Governo do Paquistão devia lançar uma política clara. **(P.1)**

4.2.2 Tema 2: Influência política e questões de segurança:

Foram observadas diferentes opiniões de pessoas qualificadas relativamente à influência política e às questões de segurança. Muitos farmacêuticos reguladores estão em vista e a opinião do farmacêutico regulador enfrenta sempre a influência política porque todos os proprietários de fabricantes têm uma base política.

A autoridade responsável pela emissão de licenças emite mais licenças ao público devido à influência política". **(P.8)**

O farmacêutico regulador enfrenta sempre a influência política porque todos os proprietários de fabricantes têm uma base política" **(P.5)**

Tornam-se sempre pessoais ou tendenciosas para o inspetor da droga. É claro que estão a tentar controlar o crime, para isso precisamos de segurança. **(P.1)**

4.2.3 Tema 3: Falta de conhecimentos e de formação:

Tendo em conta a existência de muitos farmacêuticos reguladores, o governo proporciona-lhes uma formação obrigatória. Neste cenário, a formação é obrigatória para os farmacêuticos reguladores de medicamentos, sem a qual não podem desempenhar bem as suas funções.

Precisam de instalações de formação, não têm experiência prática. Não, existem diferentes insuficiências, como a falta de implementação, a falta de formação regulamentar dos farmacêuticos. **(P.7)**

Eles têm um pouco de conhecimento, mas penso que precisam de melhorar a sua educação ou de um curso curto sobre os regulamentos relativos aos medicamentos ou de formação, especialmente para inspectores e analistas de medicamentos. **(P.8)**

Todos os qualificados e proprietários precisam de formação. Penso que só os inspectores que lidam com casos de droga têm conhecimentos, mas a maioria não tem conhecimentos sobre a regulamentação relativa à droga. **(P.2)**

4.2.4 Tema 4: Má administração e comunicação entre os diferentes organismos:

Na opinião dos farmacêuticos reguladores sobre a perceção da administração e da coordenação, muitos deles consideram que a coordenação entre o inspetor federal e o inspetor provincial de medicamentos, juntamente com as falhas de administração, está presente quando se recolhem amostras de medicamentos e as pessoas resistem à administração. A razão para tal reside nas falhas de administração e na falta de coordenação entre os organismos reguladores federais e provinciais.

A falta de comunicação pode dever-se a deficiências pessoais e orçamentais, mas os organismos reguladores provinciais devem interagir com o governo federal. Temos diferentes questões, como questões financeiras, questões administrativas de coordenação em qualquer divisão, precisamos de pessoal técnico. **(P.5)**

O farmacêutico regulador tem diferentes problemas, como a falta de comunicação, a cadeia de comando, a política deficiente, as falhas administrativas, a falta de recursos e a estrutura da administração. ' **(P.3)**

A coordenação é deficiente devido à ausência de certos organismos reguladores, como o comité de recurso, e a uma cadeia de comando deficiente entre os organismos, bem como a alguns interesses pessoais que impedem a cooperação entre os organismos. **(P.13)**

4.2.5 Tema 5: Alteração da regulamentação existente em matéria de medicamentos:

Na opinião dos farmacêuticos reguladores sobre a alteração da regulamentação existente em matéria de medicamentos, muitos deles consideram que é necessário introduzir mais alterações porque o cenário está a mudar.

A lei DRAP precisa de ser alterada, porque a lei DRAP foi lançada por peritos antigos, mas agora precisamos de ser alteradas. A administração, o registo e o poder do farmacêutico regulador devem ser revistos na lei DRAP através da alteração da lei DRAP de 2012. **(P.5)**

A lei sobre a droga de 1976 não foi criada por nós, é a mesma cópia da lei britânica sobre a droga, mas precisa de mais alterações" **(P9)**

4.2.6 Tema 6: Falhas e atrasos processuais:

Na opinião dos farmacêuticos reguladores sobre as falhas processuais e os atrasos, muitos são de opinião que os farmacêuticos reguladores sofrem sempre influência política, porque todos os proprietários de fabricantes têm uma base política. Não pagamos aos leigos contra a amostragem, mas o governo devia pagar-nos por isso.

É possível não dispor de instalações? É possível que um FID visite todo o Baluchistão? sim, há medicamentos homeopáticos disponíveis nas lojas médicas, mas a regra impõe a restrição de que o inspetor de medicamentos não pode verificar o medicamento homeopático, mas a definição de medicamento no documento de 1976 é a de todas as substâncias que têm uma ação farmacológica no corpo ou dentro do corpo e essas substâncias são mesmo lâminas de barbear e lâminas cirúrgicas, neste cenário o homeopático também é considerado um medicamento. Não existe uma política clara para o DI, ele é o subordinado de quem?" **(P1)**

A lei de 1976 é uma lei perfeita, mas a administração do departamento de saúde não é perfeita. Quando um inspetor de medicamentos recolhe uma amostra e, por outro lado, o laboratório declara que o medicamento não cumpre as normas, ao fim de três anos, mais ou menos, este relatório chega aos tribunais. Não existe qualquer sistema ou política para retirar do mercado os medicamentos não conformes com as normas. Ou informar as pessoas comuns para que não consumam medicamentos de qualidade inferior" **(P6)**.

'Complicado, demasiado complicado, de uma perspetiva dá-nos poder, de outra impede-nos.

Não temos plenos poderes para exercer a nossa atividade no terreno; em cada passo que damos, somos obrigados a agir. Porque se o inspetor de drogas tem poderes de acordo com a lei, por exemplo, o inspetor do trabalho que trabalha no terreno e pode usar os seus poderes, mas o DI não pode multar ninguém no local, é por isso que a nossa função não pode ser vista na sociedade ou no terreno. Estamos vinculados, temos de responder perante o nosso chefe imediato, temos de trabalhar através de não podemos fazer nada com essa empresa/farmacêutica, temos de a enviar para o conselho de administração, no qual não existe qualquer pessoa técnica, o que é o principal defeito, se o nosso secretário é uma pessoa técnica, então o presidente do conselho de administração não é técnico e, ao mesmo tempo, enfrenta pressões políticas, interesses pessoais, etc. Isto ultrapassa a tecnicidade do secretário, que é uma entidade única no conselho de administração, uma vez que as pessoas não técnicas no conselho de administração pensam na sua perspetiva sobre quem devem punir ou não. Tudo isto afecta a eficiência do DI e não aparece no terreno para passar pelo canal adequado. Diretamente, não podemos fazer nada". (P10)

4.2.7 Tema 7: Formação ou castigo:

Na opinião dos farmacêuticos reguladores sobre as falhas processuais e os atrasos, muitos são da opinião de que o castigo é para o empregado e não para o proprietário. O tempo que o DTL precisa para efetuar os testes, os dias que o inspetor de medicamentos precisa, as palavras técnicas que não compreende, o DI que não tem sentido no seu trabalho, a necessidade de formação, a cooperação das indústrias farmacêuticas, o orçamento, o relatório do DTL é um relatório de risco.

A nossa lei é complicada, precisa de ser alterada, pressão política, interesse pessoal, o conselho de licenciamento também precisa de pessoal técnico, o presidente do PQCB não é uma pessoa técnica, a cadeia de comando está presente mas não na prática, orçamento, transporte, segurança, a regra precisa de ser aplicada a todos os tribunais, a lei sobre a droga é superior, comunicação, não há reuniões regulares, o registo de registo deve ser divulgado, falta de conhecimento, exceto interesse pessoal, formação, licenciamento com base na população, o processo não é normalizado, depende do pessoal administrativo para muitos trabalhos, pessoa qualificada 24 horas, o pessoal precisa de ser melhorado. (P10)

Alteração, formação, Falta de implementação, formação, funcionamento adequado (PON) Comunicação da administração orçamental, formação do pessoal do Ministério Público, exame de registo de farmacêutico, farmácia comunitária própria do Governo. (P7)

4.3 Caraterísticas demográficas do estudo quantitativo:

Como mostra a tabela 1 sobre os dados demográficos, a maioria dos inquiridos 155 (57,2%) tinha idades compreendidas entre os 32 e os 41 anos. A maioria dos inquiridos 185 (68,3%) era do sexo masculino. A maioria dos inquiridos era do sexo masculino. A maioria dos inquiridos era do sexo masculino. A maioria dos inquiridos, 110 (40,6%), está destacada no gabinete do DHO. O Punjab tem uma maioria de 87 (32,1%) inquiridos entre as províncias:

Quadro 4.3 Dados demográficos

Dados demográficos	Frequência	Percentagem
Idade		
22 - 31 anos	29	10.7
32 - 41 anos	155	57.2
42-51 anos	61	22.3
52-61 anos	26	9.6
Género		
Masculino	185	68.3
Feminino	86	31.7
Educação		
Farmácia B	129	47.6
Pham D	74	27.3
Filó	60	22.1
Doutoramento	8	3.0
Títulos de emprego		
Inspetor de drogas	123	45.4
Analista de medicamentos	93	34.3
Controlador de medicamentos	20	7.4
Controlador adjunto de drogas	2	7
Oficial de justiça/promotor de justiça	6	2.2
Farmacêutico PQCB	2	7
Inspetor sénior de drogas	10	3.7
Inspetor-chefe da Dug	4	1.5
Presidente PQCB	2	7
Diretor DTL	7	2.6
Tribunal de droga Membro	2	7
Lançamento		
PQCB	8	3.0
Gabinete do DHO	110	40.6
Gabinete da DG	23	8.5
DTL	83	30.6

Conselho de licenciamento	2	7
DRAP	19	7.0
Tribunal de droga	8	3.0
NIH	18	6.6
Província		
Baluchistão	43	15.9
Punjab	87	32.1
Sindh	79	29.2
Khyber PakhtoonKhawa	41	15.1
FATA	4	1.5
GigotBatista	5	1.8
Federal	6	2.2
AJK	6	2.2

4.4 Respostas às perguntas sobre a regulamentação existente em matéria de medicamentos:

A maioria dos inquiridos, 148 (54,6%), discorda que a lei sobre a droga de 1976 seja completa e abrangente para a regulamentação da droga no Paquistão. A maioria dos inquiridos 148 (54,6%) não concorda que, para além da lei sobre a droga, as regras estabelecidas pelo governo provincial da sua província são completas e abrangentes. A maioria dos inquiridos, 142 (52,4%), discordava que a lei sobre a droga desse ao governo provincial a possibilidade de elaborar regras relativas à regulamentação da droga. Foi pedido aos inquiridos que dessem a sua opinião sobre o facto de a lei/regulamento da droga proporcionar uma regulamentação completa e abrangente. A maioria dos inquiridos 124 (54,6%) não concorda com o facto de a constituição de diferentes órgãos e conselhos estatutários no Paquistão ser completa e abrangente, de acordo com a lei sobre a droga.

4.4 Respostas às perguntas sobre a regulamentação existente em matéria de medicamentos:

Perguntas	SA	A	N	D	SD
O projeto "Drug 1976" é completo e abrangente para a regulamentação dos medicamentos no Paquistão	12 (4.4)	79 (29.2)	20 (7.4)	148 (54.6)	12 (4.4)
Para além da lei sobre a droga, as regras estabelecidas pelo governo provincial da sua província são completas e abrangentes	12 (4.4)	77 (28.4)	22 (8.1)	148 (54.6)	12 (4.4)
A Lei da Droga permite que o Governo Provincial adopte regras relativas à regulamentação da droga de forma completa e abrangente	9 (3.3)	79 (29.2)	31 (11.4)	142 (52.4)	10 (3.7)

Quadro n.º 2 a

A lei/regra relativa aos medicamentos fornece uma regulamentação completa e abrangente relativamente a qual dos seguintes aspectos;	Frequência	Percentagem	Percentagem de casos
Fabrico de medicamentos	221	12.8	85.3
Importação/Exportação de medicamentos	228	13.2	88.0
Preços dos medicamentos	222	12.8	85.7
Armazenamento de medicamentos	197	11.4	76.1

Transporte/distribuição de drogas	175	10.1	67.6
Venda de drogas	163	9.4	62.9
Amostragem de medicamentos por regulamentação	143	8.3	55.2
Farmacêutico	131	7.6	50.6
diferentes órgãos estatutários e conselhos	253	13.7	96.7
Procedimentos para que os diferentes órgãos e conselhos estatutários desempenhem as funções.			

Quadro n.º 2 c

Perguntas	SA	A	N	D	SD
A constituição de diferentes órgãos estatutários e conselhos de	26	94	19	124	8
administração em	(9.6)	(34.7)	(7.0)	(45.8)	(3.0)
Pakistancompletoe abrangente de acordo com Ato de droga.					

4.5 Respostas às perguntas sobre os procedimentos:

A maioria dos inquiridos, 119 (43,9%), discordou de que a lei/regulamentação relativa aos medicamentos prevê um procedimento adequado para todas as actividades regulamentares. A lei/regra relativa aos medicamentos prevê um procedimento adequado para todas as actividades regulamentares. Os inquiridos dividiram-se nas respostas, como mostra o quadro 3 B.

Tabela 4.5 Respostas às perguntas sobre os procedimentos:

Questão	SA	A	N	D	SD
A lei/regulamentação relativa às drogas	21	93	26	119	11
prevê procedimento para todos os actividades.	(7.7)	(34.3)	(9.6)	(43.9)	(4.1)

Quadro n.º 3 b

A lei/norma relativa aos medicamentos prevê um procedimento adequado para todas as actividades regulamentares.	Frequência	Percentagem	Percentagem de casos
Inspecções	205	13.4%	86.1%
franquia e tratamento da amostragem	176	11.5%	73.9%
preparação do processo	173	11.3%	72.7%
apresentação do caso/encaminhamento para o responsável	153	10.0%	64.3%
corpo	129	8.4%	54.2%
ação penal	122	8.0%	51.3%
licenciamento	112	7.3%	47.1%
documentação	107	7.0%	45.0%
lista de controlo	97	6.3%	40.8%
aprovação/rejeição	106	6.9%	44.5%
recurso	1528	100.0%	642.0%
manutenção da norma mínima do pedido de garantia de licença			

Tabela 4.6 Respostas às perguntas sobre conhecimentos e formação:

A maioria dos inquiridos 95(35,1%) discordou da afirmação de que a aprendizagem académica proporciona conhecimentos adequados ao Farmacêutico Regulador durante o estudo. A maioria dos inquiridos 136(50,2%) não concorda com a afirmação de que, na sua opinião, obtém conhecimentos adequados durante o curso académico. A maioria dos inquiridos 163(60,1%) não concorda com o facto de, após a conclusão do curso, ter adquirido conhecimentos sobre a regulamentação farmacêutica durante a sua formação/estágio. A maioria dos inquiridos 183 (67,5%) não concorda com a afirmação de que existe alguma pós-graduação/grau/curso/diploma oferecido por qualquer instituto para Farmacêutico Regulador. A maioria dos inquiridos 184 (67,9%) não concorda que, para a nomeação como farmacêutico regulador, exista algum requisito especial para além da licenciatura em farmácia. A maioria dos inquiridos 190(70,1%) não concorda com o facto de, após a nomeação, receber alguma formação específica para a natureza da sua nomeação. A maioria dos inquiridos 183 (67,5%) não concorda com a afirmação de que, se recebe formação, aprende de forma adequada. A maioria dos inquiridos 188 (69,4%) não concorda com o facto de, após a nomeação, receber um curso de atualização (workshop/formação/seminário). A maioria dos inquiridos 186 (68,6%) não concorda com o facto de, se receber um curso de atualização, melhorar a sua compreensão dos assuntos regulamentares. A maioria dos inquiridos, 180 (66,4%), discordou do facto de haver um desenvolvimento profissional contínuo (CPD). A maioria dos inquiridos 117 (43,2%) concordou com a afirmação Penso que o CPD é necessário para o farmacêutico regulador.

Tabela n.º 4.6 Respostas às perguntas sobre conhecimentos e formação:

Questão	SA	A	N	DA	SA
A aprendizagem académica proporciona conhecimentos adequados ao farmacêutico regulador durante o estudo	21 (7.7)	41 (52.0)	8 (3.0)	95 (35.1)	6 (2.2)
Na sua opinião, obteve conhecimentos adequados durante o curso académico?	11 (4.1)	136 (50.2)	14 (5.2)	102 (37.6)	8 (3.0)
Após a conclusão da licenciatura, obteve algum conhecimento sobre a regulamentação farmacêutica durante a sua formação/estágio?	7 (2.6)	56 (20.7)	35 (12.9)	163 (60.1)	10 (3.7)
Existe alguma pós-graduação/licenciatura/curso/diploma oferecido por algum instituto para farmacêutico regulador?	5 (1.8)	29 (10.7)	41 (15.1)	183 (67.5)	13 (4.8)
Para ser nomeado farmacêutico regulador, existe algum requisito especial para além da licenciatura em farmácia?	6 (2.2)	30 (11.1)	36 (13.3)	184 (67.9)	15 (5.5)
Após a nomeação, recebe alguma formação específica para a natureza da sua nomeação?	8 (3.0)	28 (10.3)	26 (9.6)	190 (70.1)	19 (7.0)
Se se recebe formação, aprende-se de forma adequada	6 (2.2)	27 (10.0)	33 (12.2)	183 (67.5)	21 (7.7)
Após a nomeação, receber um curso de	8 (3.0)	23 (8.5)	34 (12.5)	188 (69.4)	17 (6.3)

atualização. (workshop /formação / seminário)					
Se fizer um curso de atualização, melhora a sua compreensão do assunto regulamentar	13 (4.8)	15 (5.5)	33 (12.2)	186 (68.6)	24 (8.9)
Está presente o Desenvolvimento Profissional Contínuo (DPC).	10 (3.7)	20 (7.4)	37 (13.7)	180 (66.4)	24 (8.9)
Considera que o CPD é necessário para o farmacêutico regulador?	74 (27.3)	117 (43.2)	22 (8.1)	50 (18.5)	7 (2.6)

Quadro n.º 4.7 Respostas às perguntas relativas ao orçamento e outras instalações:

Os registos dos inquiridos foram registados, tendo sido permitidas respostas múltiplas. Os quadros 5a, 5b, 5c, 5d, 5e e 5f referem, respetivamente, os recursos orçamentais, incluindo a lei relativa aos medicamentos, o orçamento do departamento, a ausência de orçamento e a menção do orçamento na lei relativa aos medicamentos, onde deve ser mencionado, bem como os recursos disponibilizados e não disponibilizados para as actividades quotidianas.

Quadro n.º 4.7 Respostas às perguntas relativas ao orçamento e a outras instalações:

A lei/regulamento sobre a droga prevê um orçamento para...	Frequência	Percentagem	Percentagem de casos
Sem orçamento	236	60.2%	89.7%
Estacionário	32	8.2%	12.2%
Inspeção	29	7.4%	11.0%
Amostragem	33	8.4%	12.5%
amostragem portes de envio e tratamento	28	7.1%	10.6%
Reembolso aos Armazéns/Distribuidores de medicamentos pela recolha de amostras	34	8.7%	12.9%

Quadro 5b

Recebe algum orçamento do seu departamento para	Frequência	Percentagem	Percentagem casos
Sem orçamento	223	48.8%	85.8%
Estacionário	40	8.8%	15.4%
Inspeção	41	9.0%	15.8%
Amostragem	50	10.9%	19.2%
amostragem portes de envio e tratamento	54	11.8%	20.8%
Reembolso aos Armazéns/Distribuidores de medicamentos pela recolha de amostras	49	10.7%	18.8%

Quadro 5c

Se nenhum orçamento for mencionado em qualquer lei/regra sobre drogas ou não qual o orçamento de que necessita	Frequência y	Percentagem e	Percentagem casos
Sem orçamento	223	48.8%	85.8%
Estacionário	40	8.8%	15.4%
Inspeção	41	9.0%	15.8%
Amostragem	50	10.9%	19.2%
amostragem portes de envio e tratamento	54	11.8%	20.8%
Reembolso aos Armazéns/Distribuidores de medicamentos pela recolha de amostras	49	10.7%	18.8%

Quadro 5d

Se não houver orçamento mencionado no ato/norma em que	Frequência	Percentagem	Percentagem

deve ser mencionado?			casos
Regra	133	34.9%	53.8%
Lei da droga	100	26.2%	40.5%
Procedimento normal	76	19.9%	30.8%
Ordem executiva	72	18.9%	29.1%

Quadro 5e

De quais dos seguintes meios dispõe para o seu trabalho quotidiano	Frequência	Percentagem	Percentagem casos
escriturário/funcionário de escritório	123	32.0%	70.7%
estacionário/computador	118	30.7%	67.8%
transporte para inspeção	78	20.3%	44.8%
TA/DA para inspeção	65	16.9%	37.4%

Quadro 5f

Quais as instalações que pretende ter	Frequência	Percentagem	Percentagem casos
o seu trabalho quotidiano	221	20.2%	87.4%
escriturário/funcionário de escritório	221	20.2%	87.4%
estacionário/computador	224	20.5%	88.5%
transporte para inspeção	215	19.7%	85.0%
TA/DA para inspeção	211	19.3%	83.4%

Tabela n.º 4.8: Respostas às perguntas sobre influência política e questões de segurança: A maioria dos inquiridos 158 (58,3%) concordou que tenho problemas de segurança relacionados com as minhas actividades diárias. A maioria dos inquiridos 145 (53,5%) concordou que tenho problemas de segurança, especialmente quando vou visitar/inspecionar diferentes áreas. A maioria dos inquiridos 134 (49,4%) concordou que preciso de segurança para desempenhar as minhas funções. A maioria dos inquiridos 118 (43,5%) concordou que preciso de força especial (como os outros têm) quando vou fazer visitas/inspecções. A maioria dos inquiridos 106 (39,6%) concordou com a afirmação de que enfrento obstáculos/problemas políticos no departamento para realizar as minhas actividades diárias. A maioria dos inquiridos 100 (36,9%) concordou que a influência/força política me impede de cumprir as minhas obrigações. A maioria dos inquiridos 107 (39,5%) concordou que a influência/força política me impede de regulamentar a droga e a droga consumida na comunidade. A maioria dos inquiridos 111 (41,0%) concordou com a afirmação de que me sinto seguro enquanto farmacêutico regulador.

Tabela 4.8 Respostas às perguntas sobre influência política e questões de segurança:

Questão	SA	A	N	D	SD
Tenho problemas de segurança relacionados com as minhas actividades diárias	25 (2.9)	158 (58.3)	22 (8.1)	59 (21.8)	7 (2.6)
Tenho problemas de segurança, especialmente quando vou visitar/inspecionar diferentes áreas	27 (10.0)	145 (53.5)	43 (15.9)	47 (17.3)	9 (3.3)
Preciso de segurança para desempenhar as minhas funções	21 (7.7)	134 (49.4)	62 (22.9)	42 (15.5)	11 (4.1)

Preciso de força especial (como outros têm) quando vou fazer uma visita/inspeção	22 (8.1)	118 (43.5)	82 (30.3)	38 (14.0)	11 (4.1)
Enfrento obstáculos/problemas políticos no departamento para realizar as minhas actividades quotidianas	20 (7.4)	106 (39.1)	92 (33.9)	42 (15.5)	11 (4.1)
Influência/força política que me impede de cumprir os meus deveres	20 (7.4)	100 (36.9)	97 (35.8)	39 (14.4)	15 (5.5)
Influência/força política que me impede de regulamentar a droga e a droga consumida na comunidade	17 (6.3)	107 (39.5)	91 (33.6)	38 (14.0)	18 (6.6)
Sinto-me seguro como farmacêutico regulador	20 (7.4)	111 (41.0)	92 (33.9)	31 (11.4)	17 (6.3)

4.9 Pergunta as respostas relativas à má comunicação e administração entre os diferentes organismos:

A maioria dos inquiridos 117 (43,2%) discorda que a comunicação entre os diferentes organismos reguladores seja boa. A maioria dos inquiridos 138 (50,9%) não concorda com o facto de a informação apresentada por uma autoridade não ser divulgada a outra. A maioria dos inquiridos 146 (53,9%) concordou que a comunicação entre farmacêuticos reguladores do mesmo quadro é deficiente. A maioria dos inquiridos 150 (55,4%) concordou com a afirmação de que existe uma comunicação deficiente entre farmacêuticos reguladores de diferentes quadros. A maioria dos inquiridos 148 (54,6%) concordou que, quando um novo medicamento é registado ou o registo antigo é cancelado, isso não é comunicado aos outros. A maioria dos inquiridos 148 (54,6%) não concorda com o facto de o farmacêutico responsável pela regulamentação não dispor de uma cadeia de comando adequada. A maioria dos inquiridos 137 (50,6%) concordou com a afirmação de que o farmacêutico regulador/os conselhos/comités não efectuam uma manutenção adequada dos registos. A maioria dos inquiridos 144 (53,1%) concordou que os farmacêuticos reguladores não têm coordenação entre si. A maioria dos inquiridos 147 (54,2%) discordou que o farmacêutico responsável pela regulamentação não tem coordenação com outros organismos/órgãos/conselhos/comités de regulamentação.

Tabela 4.9: Respostas às perguntas relativas à má comunicação e administração entre os diferentes organismos:

Questão	SA	A	N	D	SD
A comunicação entre os diferentes Os organismos reguladores são bons	14 (5.2)	77 (28.4)	15 (5.5)	117 (43.2)	48 (17.7)
A informação que é apresentada por uma autoridade não é divulgada a outras	37 (13.7)	138 (50.9)	32 (11.8)	56 (20.7)	8 (3.0)
A comunicação entre os farmacêuticos reguladores do mesmo	32 (11.8)	146 (53.9)	31 (11.4)	50 (18.5)	11 (4.1)

quadro é deficiente					
A comunicação entre os farmacêuticos reguladores dos diferentes Cadder é deficiente	26 (9.6)	150 (55.4)	31 (11.4)	52 (19.2)	12 (4.4)
Quando um novo medicamento é registado ou o registo antigo é cancelado, não é comunicado a outros	30 (11.1)	148 (54.6)	28 (10.3)	50 (18.5)	15 (5.5)
Os farmacêuticos reguladores não dispõem de uma cadeia de comando adequada.	26 (9.6)	148 (54.6)	36 (13.3)	47 (17.3)	14 (5.2)
O farmacêutico regulador, os conselhos e os comités não procedem à manutenção de registos adequados.	32 (11.8)	137 (50.6)	37 (13.7)	52 (9.2)	13 (4.8)
Falta de coordenação entre os farmacêuticos reguladores	27 (10.0)	144 (53.1)	39 (14.4)	48 (17.7)	13 (4.8)
Falta de coordenação do farmacêutico responsável pela regulamentação com outros organismos, conselhos ou comités de regulamentação.	29 (10.7)	147 (54.2)	31 (11.4)	51 (18.8)	13 (4.8)

CAPÍTULO 5: DEBATE

5.1 Discussão

As autoridades reguladoras exercem uma influência substancial no desenvolvimento, fabrico e comercialização de medicamentos. Quer se trate da caraterização química ou das suas impurezas, da conceção de programas clínicos e de toxicologia, ou de outras questões, o Departamento de Assuntos Regulamentares é envolvido. Todos os países têm algumas agências que se ocupam destas actividades, tal como acontece com a regulamentação dos medicamentos no Paquistão (Erhun, Babalola, & Erhun, 2001; Garattini, 2001).

Estes regulamentos relativos aos medicamentos são regidos por autoridades ou agências que aplicam a lei relativa aos medicamentos à importação, exportação, fabrico e venda de medicamentos. Cada país tem a sua própria lei relativa aos medicamentos e as autoridades que detêm esses poderes. No Paquistão, a Autoridade Reguladora dos Medicamentos do Paquistão (DRAP) foi reconhecida ao abrigo da Lei (DRAP) de 2012 para assegurar a aplicação da Lei dos Medicamentos de 1976 e uma coordenação eficaz. E também harmonizou a terapêutica boa no comércio e comércio interprovincial. Considerando que o seu regulamento prevê o fabrico, exportação, importação, armazenamento, venda e distribuição de produtos terapêuticos / farmacêuticos. A autoridade reguladora dos medicamentos do Paquistão (DRAP) é constituída por um diretor executivo (CEO) e treze (13) diretores de diferentes divisões. (DRAP, 2015)

Isto é coerente com as conclusões da regulamentação sobre medicamentos na Índia, onde o controlo dos medicamentos na Índia foi efetivamente um desenvolvimento pós-independência. A lei indiana sobre medicamentos e cosméticos regulamenta o fabrico, a importação, a exportação e a venda de medicamentos alopáticos e homeopáticos e de produtos cosméticos. Tanto o governo federal como os governos provinciais são responsáveis pela aplicação das disposições da lei ou das regras. O Governo central da Índia é responsável pelo controlo do valor dos medicamentos importados, pelo estabelecimento de procedimentos e normas regulamentares, etc. Os governos da Índia são responsáveis pela regulamentação para organizar o fabrico, a distribuição e a venda de medicamentos (Gothoskar, 1983).

A Lei dos Medicamentos de 1976 e o Governo do Paquistão legalizam as práticas de distribuição nas farmácias comunitárias. A maioria dos inquiridos neste estudo concordou com a opinião de que existem falhas na lei dos medicamentos que precisam de ser modificadas para se conseguir uma abordagem prática para regular a importação, exportação e venda de medicamentos e para lidar com medicamentos sujos, falsificados, de baixa qualidade e de marca errada no Paquistão. Isto é consistente com o estudo em que se salientou que a incerteza das leis e do seu cumprimento parece ser a principal dificuldade para as práticas inadequadas nas farmácias e, notavelmente, todos os entrevistados concordaram com esta insuficiência no sistema de cuidados de saúde paquistanês. A falta de um estabelecimento regulador, a necessidade de inspectores qualificados e capazes, bem como a insuficiência de capitais, foram algumas das razões (Hussain & Ibrahim, 2011).

As conclusões do estudo mostraram que as respostas sobre a regulamentação existente em matéria de medicamentos, segundo as quais os inquiridos eram contraditórios quanto ao facto de a Lei sobre os Medicamentos de 1976 ser completa e abrangente para a regulamentação dos medicamentos no Paquistão, também mostraram que a Lei sobre os Medicamentos não proporcionará uma vantagem abrangente ao Governo Provincial para a elaboração de regras relativas à regulamentação dos medicamentos, o que é coerente com as conclusões sobre as principais deficiências da Lei sobre os Medicamentos de 1976, que surgiu décadas antes da Política Nacional sobre os Medicamentos de 1997, promulgada na sequência do fracasso da Lei sobre os Medicamentos Genéricos. No entanto, é evidente que a Lei da Droga de 1976 é fraca em algumas áreas. Deve ser documentado que algumas destas fraquezas - sendo contemporâneas - surgiram ao longo do tempo e não se reflectem na forma original da lei (Sania Nishtar, 2006), incluindo

1. Os mecanismos de garantia da qualidade dos medicamentos, que especifica, carecem de coordenação e não são favoráveis ao consumidor.

2. Certas decisões políticas posteriores à sua representação criaram incertezas quanto aos termos da Lei da Droga de 1976; a falta de clareza em relação aos preços dos medicamentos - após a desregulamentação e o congelamento parcial em 1993 - é digna de nota neste contexto

3. A lei sobre os medicamentos também não foi actualizada tendo em conta o boom das tecnologias da informação e da comunicação, que criou uma nova era de comercialização e promoção transfronteiriça.

4. Má aplicação da legislação atualmente em vigor. Esta situação manifesta-se sob a forma de problemas de disponibilidade e de acesso a medicamentos seguros, eficazes e rentáveis, apesar das enormes despesas proporcionais com a compra de medicamentos, tanto por parte do sector público (40% do orçamento recorrente da saúde) como dos consumidores (mais de dois terços das despesas de saúde dos agregados familiares). A má aplicação da lei ao nível das unidades de saúde do sector público resulta em roubo de medicamentos, furto e problemas com os ciclos de abastecimento.

Por conseguinte, recomenda-se que a lei relativa aos medicamentos de 1976 seja actualizada para colmatar as lacunas no mecanismo de garantia da qualidade, a falta de atenção à medicina tradicional, as incertezas quanto aos termos da lei relativa aos medicamentos e a falta de clareza em relação aos preços dos medicamentos e a inadequação entre a política relativa aos medicamentos e outras políticas conexas (Sania Nishtar, 2006).

O presente estudo revelou que os inquiridos tinham dúvidas quanto ao facto de as regras relativas aos medicamentos preverem procedimentos adequados para todas as actividades regulamentares. O Drug Act de 1976 e o governo regulamentam as práticas de dispensa nas farmácias comunitárias. A ambiguidade das leis e da sua aplicação parece ser um problema importante para as práticas de dispensa inadequadas nas farmácias comunitárias e, curiosamente, todos os entrevistados concordaram com esta inadequação do sistema de saúde paquistanês. No Paquistão, mais de 350 empresas farmacêuticas fabricam quase 20 000 marcas de medicamentos diferentes e algumas moléculas têm mais de 100 marcas no mercado. Esta concorrência pode levar a práticas de marketing pouco éticas, em que uma empresa tenta influenciar os médicos para que estes prescrevam a(s) marca(s) que fabrica (Hussain & Ibrahim, 2011)

Atualmente, existem 130 000 médicos tradicionais no país que não estão abrangidos pela Lei dos Medicamentos de 2012 (Sania Nishtar, 2006). Do mesmo modo, devido à fraca regulamentação, apenas 4% das vendas de produtos farmacêuticos provêm de farmacêuticos com formação (Hira Rashid). Oitenta e oito por cento dos medicamentos são prescritos pelos seus nomes de marca, o que indica que as empresas farmacêuticas estão a influenciar as práticas de prescrição através de incentivos aos médicos (Sania Nishtar, 2006). Uma evidente negligência na cadeia de distribuição é o conluio entre os representantes da indústria farmacêutica e os prestadores de cuidados de saúde para promover a utilização de determinados medicamentos, produtos e tecnologias sem ter em conta o custo, a qualidade ou a adequação da utilização (Sahoo, Manchikanti, & Dey, 2010)

O estudo mostrou que a aprendizagem académica fornece conhecimentos adequados ao farmacêutico regulador durante o estudo, mas este estudo mostrou que os inquiridos discordam de que a aprendizagem académica fornece conhecimentos adequados ao farmacêutico regulador durante o estudo. Os inquiridos discordam de que obtêm conhecimentos adequados durante o curso académico. No entanto, os inquiridos discordam que recebam qualquer formação após a conclusão do curso. Os inquiridos discordaram da existência de qualquer requisito especial, para além do diploma de farmácia, para a nomeação como farmacêutico regulador. Os inquiridos discordaram do facto de, após a nomeação, receberem um curso de reciclagem, como um workshop/formação/seminário. Os inquiridos discordaram do facto de existir um Desenvolvimento Profissional Contínuo (DPC) e pensam que o DPC não é necessário para o Farmacêutico Regulador. No entanto, estas conclusões são inconsistentes no que diz respeito às estratégias para melhorar a situação atual. Os inquiridos indicaram que a situação pode ser melhorada assegurando que o farmacêutico desempenha bem o seu papel nas farmácias comunitárias, eliminando as ambiguidades da lei e formando o pessoal existente envolvido na prática da dispensa. Estudos realizados em Hanói, no Vietname, no Laos e na Palestina sublinharam a necessidade de fazer cumprir a regulamentação nas farmácias comunitárias. Outras evidências também sugerem a necessidade de formação dos dispensadores, bem como a melhoria das práticas de dispensa nas farmácias comunitárias (Sahoo et al., 2010)

É necessária a implementação rigorosa de leis que exijam a presença de pessoas profissionalmente qualificadas nas farmácias comunitárias, bem como a formação do pessoal através dos esforços de colaboração de todas as partes interessadas. Os conhecimentos adquiridos com este estudo devem ser úteis para as partes interessadas na conceção de programas destinados a melhorar as actuais práticas de dispensa e a sensibilização do público para o papel das farmácias comunitárias (Hussain & Ibrahim, 2011).

Os registos dos inquiridos foram registados, tendo sido permitidas respostas múltiplas. Sobre os recursos orçamentais, incluindo a lei relativa aos medicamentos, o orçamento do departamento, a ausência de orçamento e a ausência de orçamento na lei relativa aos medicamentos, onde deve ser mencionado e os recursos disponibilizados e não disponibilizados para as actividades quotidianas no estudo atual (Sania Nishtar, 2006).

De acordo com o The Drug Act de 1976, o governo regulamenta as práticas de dispensa nas farmácias comunitárias. A ambiguidade das leis e da sua aplicação parece ser um problema importante para as práticas de dispensa inadequadas nas farmácias comunitárias e, curiosamente, todos os entrevistados concordaram com esta inadequação do sistema de saúde paquistanês. A fraqueza das autoridades reguladoras, a falta de inspectores formados e competentes, bem como a inadequação dos recursos, foram algumas das razões citadas (Sania Nishtar, 2006).

O presente estudo mostrou que os inquiridos têm problemas de segurança relacionados com as actividades diárias, especialmente quando vão visitar/inspecionar diferentes áreas, e que precisam de segurança para desempenhar as suas funções com uma força especial. A principal preocupação deste estudo é a existência de obstáculos/problemas políticos no departamento para a realização das actividades quotidianas e a influência/força política que os impede de desempenhar as suas funções (Razvi, Ahmed, & Anjum).

Este estudo mostrou que os inquiridos não concordam que a comunicação entre os diferentes organismos reguladores seja boa. Os inquiridos discordaram do facto de as informações apresentadas por uma autoridade não serem divulgadas a outra. Os inquiridos concordaram com a afirmação de que a comunicação entre farmacêuticos reguladores do mesmo quadro é deficiente. Os inquiridos concordaram com a afirmação de que existe uma comunicação deficiente entre farmacêuticos reguladores de diferentes Quadros. A maioria dos inquiridos 148 (54,6%) concordou que, quando um novo medicamento é registado ou o registo antigo é cancelado, isso não é comunicado aos outros. A maioria dos inquiridos 148 (54,6%) não concorda com o facto de o farmacêutico responsável pela regulamentação não ter uma cadeia de comando adequada. A maioria dos inquiridos, 137 (50,6%), concordou com a afirmação de que o farmacêutico regulador/os conselhos/comités não efectuam uma manutenção adequada dos registos. A maioria dos inquiridos

144 (53,1%) dos inquiridos concordaram com o facto de o farmacêutico responsável pela regulamentação não coordenar a sua atividade com a dos seus próprios colegas. A maioria dos inquiridos, 147 (54,2%), discordou da falta de coordenação do farmacêutico responsável pela regulamentação com outros organismos/órgãos/comités de regulamentação

CAPÍTULO 6: CONCLUSÃO

6.1 Conclusão

O estudo chegou às seguintes conclusões:

• Este estudo sugeriu que os farmacêuticos reguladores no Paquistão tinham percepções mistas em relação à regulamentação dos medicamentos, alguns dos inquiridos concordavam que as actuais leis de regulamentação dos medicamentos são suficientes e estão actualizadas. Por outro lado, alguns são da opinião de que as leis e regras actuais em matéria de medicamentos precisam de ser alteradas.

• Os resultados também mostraram que existem mal-entendidos e discrepâncias em relação a certas secções/subsecções da legislação e das regras em matéria de medicamentos que persistem entre os farmacêuticos reguladores.

• Conclui-se também que a legislação e a regulamentação em matéria de droga apresentavam muitas falhas administrativas e que não havia apoio administrativo por parte das autoridades superiores.

• O farmacêutico regulador de medicamentos considerou que a formação do farmacêutico regulador público era inadequada. A formação era inadequada ou inexistente durante os períodos académicos e durante o trabalho.

• O estudo concluiu que o orçamento disponível para o farmacêutico regulador era insuficiente e que não existiam instalações suficientes à disposição do farmacêutico regulador para as suas actividades quotidianas, de modo a poderem funcionar corretamente.

• Os farmacêuticos reguladores também consideraram que enfrentavam influências políticas e administrativas durante a rotina diária dos serviços

• O estudo concluiu igualmente que a coordenação e a comunicação entre os farmacêuticos reguladores eram deficientes e que a coordenação e a comunicação também eram deficientes nos diferentes organismos reguladores.

6.2 Recomendação:

O aluno sugeriu a seguinte conclusão:

• É mais do que tempo de os decisores políticos e os farmacêuticos reguladores se reunirem para chegarem a um consenso mútuo sobre as discrepâncias existentes na atual lei do medicamento.

• Recomenda-se vivamente que sejam introduzidas alterações pertinentes na lei sobre a droga de 1976. Do mesmo modo, todas as províncias devem também alterar a lei sobre a droga de acordo com as suas necessidades e exigências. Cada autoridade governamental provincial deve tomar a iniciativa de introduzir novas alterações para reforçar a regulamentação em matéria de droga.

• O método processual relativo ao exercício das actividades regulamentares de rotina deve ser claro, uniforme e de fácil compreensão, tanto para os farmacêuticos reguladores como para os consumidores, no interesse público em geral.

• Desenvolvimento profissional contínuo (DPC), recomendado para que o profissional de regulamentação possa, durante os seus serviços, optar pelos métodos processuais necessários de acordo com a lei exigida. A formação pode incluir cursos de atualização, workshops, seminários, formações e orientações para os profissionais reguladores recém-nomeados, de modo a que estes continuem a prestar serviços num ambiente saudável. Uma vez que a responsabilidade do farmacêutico regulador é regulamentar a lei, recomenda-se que o farmacêutico regulador, para além de possuir uma licenciatura profissional em farmácia, possua também qualquer qualificação especial relacionada com os seus serviços de regulação antes da sua nomeação.

• A natureza do trabalho do farmacêutico regulador é do tipo de funcionário responsável pelo sorteio e desembolso (DDO), o que implica orçamento, transporte, artigos de papelaria, amostragem e franquia postal, pelo que o estudo recomenda que sejam tratados como funcionários DDO nos termos da lei e que lhes seja atribuído um orçamento suficiente para que possam desempenhar corretamente as suas funções.

• Recomenda-se igualmente a disponibilização de uma força de segurança/reguladora adequada durante a inspeção oficial e a visita às instalações na comunidade, a fim de evitar qualquer manipulação incorrecta por parte do farmacêutico regulador. Uma vez que o estudo também detectou influências políticas durante os serviços nas actividades quotidianas, estas devem ser eliminadas.

• O estudo recomendou uma forte coordenação e comunicação entre os organismos reguladores nos serviços quotidianos através de uma cadeia de comando adequada, desde o farmacêutico regulador sénior até ao regulador no terreno.

Referências

(Jason), F. (2013). Regulamentação da promoção de medicamentos na China - Covington & Burling LLP. (Parlamento), M.-e.-S. (abril de 1997). Lei da Força Anti-Narcóticos, 1997.

A Awad. (2007). Percepções e expectativas dos médicos sobre o papel dos farmacêuticos hospitalares no Sudão.

Assembly, P. N. (1962). The Pakistan Medical and Dental Council (Amendment) Act, 2016. association, p. p. (1978). Regras sobre medicamentos (especificações), 1978. - Farmacêutico do Paquistão ... AUTORIDADE, T. F. A. D. (2005).

Baluchistão, G. o. (1983). Regras sobre drogas do Balochistão, 1983 [Diário do Balochistão, Extraordinário ...

Chefe do Executivo, N. A. (1996). REGRAS SOBRE DROGAS, 1996. Zonas do Norte.

Chowdhury, N. (2015). Administrative Structure and Functions of Drug Regulatory Authorities in India [Estrutura administrativa e funções das autoridades reguladoras dos medicamentos na Índia].

CONTROLADMINISTRATION, D. DRUGS CONTROL ADMINISTRATION 1. INTRODUÇÃO ... - dca - NI.

Diretor (NT). CONTROLO DE DROGASADMINISTRAÇÃO.

Divisão, N. R. a. S. (2013). A ser publicado na Gazeta Extraordinária do Paquistão, Parte II - PCDA.

DRAP. (2015). Autoridade Reguladora de Medicamentos do Paquistão Obtido em 22 de junho de 2016, de

http://www.dra.gov.pk/gop/index.php?q=aHR0cDovLzE5Mi4xNjguNzAuMTM2L2RyYXAvZnJt RGV0YWlscy5hc3B4P29wdD1taXNjbGlua3MmaWQ9MTY%3D

Erhun, W., Babalola, O., & Erhun, M. (2001). Regulamentação e controlo dos medicamentos na Nigéria: O desafio dos medicamentos contrafeitos. *Journal of Health & Population in Developing Countries, 4*(2), 23-34.

Gajic, A. (2004). Os requisitos internacionais de qualidade para a realização de estudos clínicos e os desafios para os centros de estudo os implementarem.

Garattini, S. (2001). Ajustar a regulamentação europeia em matéria de medicamentos às necessidades de saúde pública. *The Lancet, 358*(9275), 64-67.

Gazeta do Paquistão. (1965). Lei relativa aos médicos de Unani, Ayurveda e Homeopatia, 1965.

Goldberg, J. (2014). A history of the FDA and drug regulation in the United States [Uma história da FDA e da regulamentação dos medicamentos nos Estados Unidos].

Gothoskar, S. (1983). Drug Control: India. *World Development, 11*(3), 223-228.

Governo, W. P. (dezembro de 1958). REGRAS SOBRE DROGAS PERIGOSAS DO PAQUISTÃO OCIDENTAL, 1958 N.º Ex.

GOVT, F. (2013). tribunais de droga - PCDA.

GOVT, N. (1982). GOVERNO DO NWFP ESTABELECIMENTO E ADMINISTRAÇÃO ...

Governo, S. (1979). Sindh Drugs Rules, 1979.

Saúde, M. o. (25 de junho de 2005). Governo do Paquistão.

Herrmann, A. (2011). Comparação de uma apresentação global de uma nova entidade biológica e de uma nova entidade química - decisões estratégicas e critérios de implementação.

Hussain, A., & Ibrahim, M. I. (2011). Percepções dos Dispensadores relativamente às práticas de dispensa no Paquistão: A Qualitative Study. *Tropical Journal of Pharmaceutical Research, 10*(2).

INDIA, G. O., & Health, M. O. (1940). A LEI E AS REGRAS RELATIVAS ÀS DROGAS E AOS COSMÉTICOS

Inspectores, G. o. I. M. o. H. F. W. I. P. F. A. D. (2015). Brochura Programa de formação inicial para inspectores-adjuntos de drogas.

JUSTIÇA, U. S. D. o. (1970). DEA /Penas Federais por Tráfico.

Law, D. A. (2001). Lei de Administração de Medicamentos da República Popular da China Ordem de ...

Manual de Direito da Droga. (1976). REGRAS SOBRE DROGAS (IMPORTAÇÃO E EXPORTAÇÃO), 1976.

Manual de Direito da Droga. (1978). Regras sobre Drogas (Investigação), 1978 (Paquistão).

Manual de Direito da Droga, P. (1976). 8. The Drugs (Federal Inspectors, Federal Drug Laboratory & Federal Government Analysts) Rules, 1976.

Meghani, S. (2014). COMPARAÇÃO E ANÁLISE DO SISTEMA DE PRESTAÇÃO DE CUIDADOS DE SAÚDE: PAQUISTÃO VERSUS CHINA.

Message, D. G. s. Drug laws in India.

Nishtar, S. (2006). *The Gateway Paper: Health Systems in Pakistan, a Way Forward.*

Nishtar, S. (2013). Sistema de saúde do Paquistão: desempenho e perspectivas após a 18ª Emenda Constitucional.

NM Dupotey Varela. (2011). Qual é o papel do farmacêutico: perspectivas dos médicos e enfermeiros em ambientes comunitários e hospitalares de Santiago de Cuba.

Organização, W. H. (1995). Diretrizes de boas práticas clínicas (BPC) para ensaios de produtos farmacêuticos.

Paquistão, D. R. A. (22 de novembro de 2013). Governo do Paquistão - PCDA.

Paquistão, D. R. A. o., & Coordenação, M. o. N. H. S. R. a. (2014). S.R.O. 412(I)/2014 (Medicamentos Alternativos).

Paquistão, F. G. o. (1930). LEI SOBRE AS DROGAS PERIGOSAS (11 DE 1930).

paquistão, g. o. (1950). LEI SOBRE AS IMPORTAÇÕES E EXPORTAÇÕES (CONTROLO), 1950.

paquistão, G. o. (1986). Regras sobre Medicamentos (Rotulagem e Embalagem), 1986.

Paquistão, g. o. (2012). Lei sobre a autoridade reguladora dos medicamentos do Paquistão, 2012.

PAQUISTÃO, G. O. (2012). Lei sobre a autoridade reguladora dos medicamentos do Paquistão, 2012.

Paquistão, N. A. (1976). Infracções puníveis ao abrigo da Lei sobre a Droga, 1976 (XXXI de 1976).

paquistão, p. a. (2013). Lei da Comissão de Cuidados de Saúde de Sindh, 2013 - Assembleia Provincial o.

Paquistão, P. O. (7 de junho de 1962). PORTARIA SOBRE O SISTEMA ALOPÁTICO (PREVENÇÃO DA UTILIZAÇÃO ABUSIVA).

PCORI, I. H. S.-. (2012). Anúncio de financiamento do Patient-Centered Outcomes Research Institute: Improving Healthcare Systems Publicado em 22 de maio de 2012.

Philip, S. (2010). O Âmbito dos Assuntos Regulamentares na Indústria Farmacêutica.

Produtos, D. o. H. a. O., & Paquistão, D. R. A. o. (2013). Quadro Regulamentar - PCDA.

Punjab, P. A. o. t. ([08 de agosto de 2015]). PORTARIA DO PUNJAB SOBRE DROGAS (SEGUNDA ALTERAÇÃO) DE 2015

Rago, L. (2008). Regulamentação das drogas: história, presente e futuro.

Rashid, H. Impacto da Autoridade Reguladora dos Medicamentos, Paquistão: An Evaluation.

Rashid, H. (2015a). Impacto da Autoridade Reguladora dos Medicamentos, Paquistão: An Evaluation.

Rashid, H. (2015b). Impacto da Autoridade Reguladora dos Medicamentos, Paquistão: Uma avaliação.

Ratanawijitrasin, S. (2002). Regulamentação eficaz dos medicamentos.

Razvi, N., Ahmed, M., & Anjum, F. Journal of Pharmaceutical and Biological Sciences.

S Philip. (2010). O Âmbito dos Assuntos Regulamentares na Indústria Farmacêutica.

S Ratanawijitrasin, E. W.-A. m. s. (2002). Regulamentação eficaz dos medicamentos.

SA Khan. (2010). A Lei da Farmácia XI de 1967.

SABHA, R. (2013). Projeto de lei sobre medicamentos e cosméticos (alteração), 2013 - PRS.

Sahoo, N., Manchikanti, P., & Dey, S. (2010). Medicamentos à base de plantas: Normas e regulamentação. *Fitoterapia,* *81*(6), 462-471.

Secretário, M. o. N. H. S. (2012). Autoridade Reguladora dos Medicamentos do Paquistão.

Sindh, G. (2010). Lei de Sindh n.º VIII de 2010 - OIT.

Sindh, H. S. S. (2012). Sindh: Estratégia do sector da saúde 2012-2020.

the, G. o., & Punjab, P. A. o. t. (2007). Regras de Medicamentos do Punjab, 2007 - PCDA.

Thirlwall, A. (2012). Instituto Paquistanês de Economia do Desenvolvimento, Islamabad.

Varela, N. D. (2011). Qual é o papel do farmacêutico: perspetivas de médicos e enfermeiros em ambientes comunitários e hospitalares de Santiago de Cuba.

W Kaplan. (2005). Produção local de produtos farmacêuticos: política industrial e acesso aos medicamentos.

wikipedia. (2010). farmacêutico.

wikipedia. (2016a). heaith.

wikipedia. (2016b). saúde.

Wisconsin, T. b. w. c. b. t. S. E. P. o. t. E. o. D. P. i. c. w. t., Associação de Hospitais e o Programa de Preparação de Hospitais, W. D. o. P. H. a. p. i. o., & advice, a. i. n. t. b. c. a. l. (2008). Responsabilidades éticas dos profissionais de saúde.

Y Touitou. (2004). Princípios éticos e normas para a realização da investigação do ritmo biológico humano e animal.

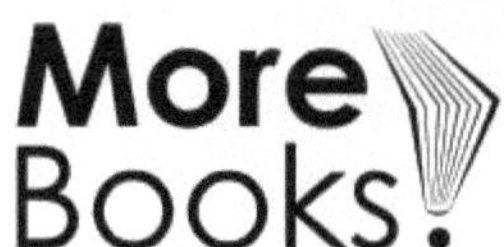

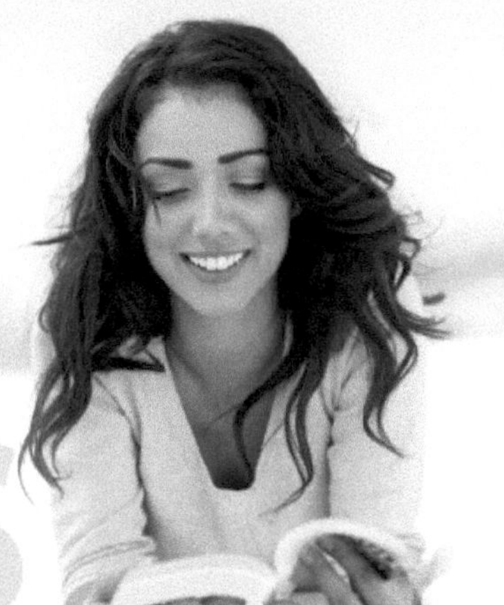

yes

I want morebooks!

Buy your books fast and straightforward online - at one of world's fastest growing online book stores! Environmentally sound due to Print-on-Demand technologies.

Buy your books online at
www.morebooks.shop

Compre os seus livros mais rápido e diretamente na internet, em uma das livrarias on-line com o maior crescimento no mundo! Produção que protege o meio ambiente através das tecnologias de impressão sob demanda.

Compre os seus livros on-line em
www.morebooks.shop

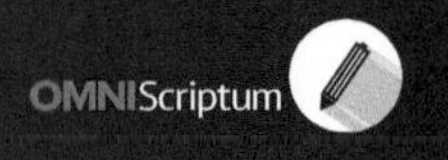

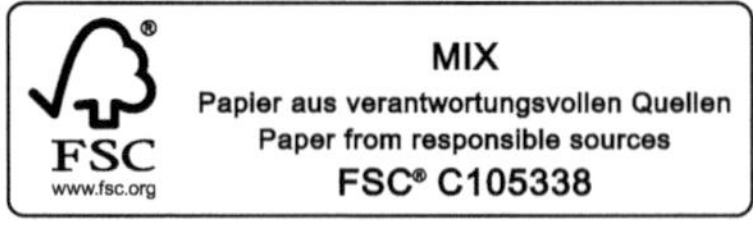